养好肾

YANG HAO SHEN

齿固、发黑、腰腿不老

CHI GU FA HEI YAOTUI BU LAO

贾民勇　孙秀全　主编

青岛出版社
QINGDAO PUBLISHING HOUSE

图书在版编目（CIP）数据

养好肾 齿固、发黑、腰腿不老 / 贾民勇, 孙秀全主编. — 青岛：青岛出版社, 2017.5

ISBN 978-7-5552-5467-6

Ⅰ.①养… Ⅱ.①贾… ②孙… Ⅲ.①补肾—基本知识 Ⅳ.①R256.5

中国版本图书馆CIP数据核字（2017）第103980号

《养好肾 齿固、发黑、腰腿不老》编委会

主　编	贾民勇	孙秀全					
编　委	王国防	王雷防	杨同英	勾秀红	牛林敬	易 磊	王永华	杨亚飞
	王秋红	兰翠平	呼宏伟	陈永超	梁 琳	王 振	勾彦康	李志锋
	王 蕾	康杜鹃	邓丽敏	杨志国	王 培	王达亮	孙瑞鹏	谷晓玲
	付肇嘉	夏晓玲	王晓雅	李 婷	田建华	土晓明		

书　　名	养好肾 齿固、发黑、腰腿不老
主　　编	贾民勇　孙秀全
出版发行	青岛出版社
社　　址	青岛市海尔路182号（266061）
本社网址	http://www.qdpub.com
邮购电话	0532-68068091
策划编辑	刘晓艳
责任编辑	李加玲
封面设计	尚世视觉
印　　刷	晟德（天津）印刷有限公司
出版日期	2017年7月第1版　2021年10月第2版第2次印刷
开　　本	16开（700mm×1000mm）
印　　张	13
字　　数	150千
书　　号	ISBN 978-7-5552-5467-6
定　　价	29.80元

编校印装质量、盗版监督服务电话 4006532017　0532-68068050

建议陈列类别：医疗保健类

F前言
OREWORD

《黄帝内经》说：“肾藏精。”其中“精”指的是人体赖以生长发育及从事思考创作等高级神经活动的物质。可以说，肾脏的健康与否直接关系人们的精神状态。由此可见，肾脏不仅是人体重要的循环和排泄器官，而且与人的生活质量息息相关。人体活动所需要的精气的生发，大多依赖于肾脏的支持。

中医学认为，肾为先天之本，元阴元阳封藏之所。这是说，肾脏的健康状况决定了一个人的身体素质。在中医学中，肾脏所存储的物质被称为先天之精，也就是说，肾脏的健康，决定着人体的健康状况。随着社会的日益进步，人民生活水平日益提高，人体先天不足的情况越来越少，但是走路弯腰驼背、说话有气无力的中年人甚至青年人却越来越多。之所以会出现这样的情况，很大程度上是因为没有呵护好肾脏。日常生活中，人们的许多不良习惯都会对肾脏的功能有所伤害，如经常熬夜、精神压力大、经常吸烟和酗酒、久坐不动、空腹喝茶、饮食过咸、惊恐过度、过度劳累、滥用药物、经常憋尿、性生活频繁等都会导致肾虚。

提起肾脏的养护，很多人会认为这是男人的专利，其实不然，无论男女老少，都需要养肾。只有肾气充足，人体才能健康。

本书是一本养肾、护肾的实用保健书。全书从认识肾脏开始，从中医的角度分别说明了肾脏的特点和功能，养好肾则牙齿固、头发黑、腰腿不老。接着从养肾是一个系统工程的角度，说明了中医理论中肾脏与其他脏腑的密切关系，并告诉读者，一旦肾脏出现问题或发生疾病，身体会发出怎样的警报。书中重点介绍了如何运用简便易行的方法来养肾、护肾，分别讲解了养肾、护肾的食疗方法，以及简单易学的运动、按摩、足疗、拔罐等养肾法，告诉读者在日常生活中，如何调节情绪来养肾，有哪些应该掌握的养肾、护肾细节。值得注意的是，在选用本书所提及的药食方及其他方时，需谨慎，应咨询医师后方可使用。

　　本书内容简明清晰，一学就会，一书在手，养肾不愁。

编　者

前言

C目录
CONTENTS

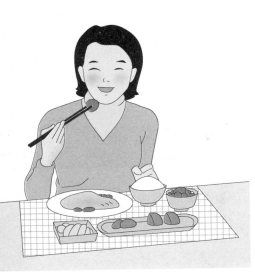

目
录

2

第四章　运动强身，
不吃药就能养肾的秘诀

▶ 养肾简易小功法

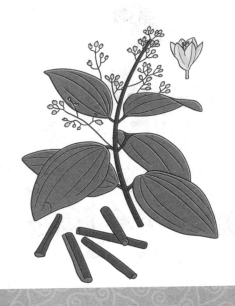

目录

第六章　**病由心生，好情绪有助肾健康**

▶ 心理常识：惊恐忧愁，肾"伤不起"

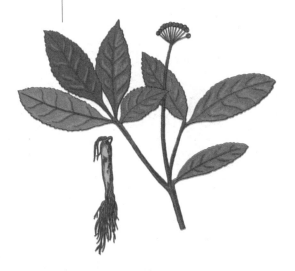

目录

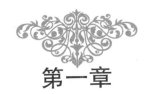

第一章

肾为先天之本，养生先养肾

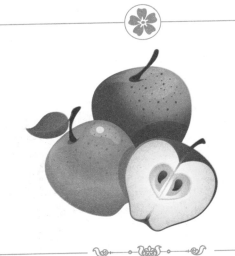

　　中医学认为，肾是先天之本，也就是人体健康的重要基础。肾既是构成人体和维持人体生命活动的重要器官，也是人体生理功能活动的动力所在，它与其他脏腑及骨、髓、耳等器官的关系也都十分密切。因此，肾脏的健康十分重要，如果肾虚了，健康就会出问题，须知"肾虚是百病之源"。

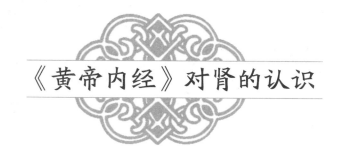

《黄帝内经》对肾的认识

 什么是肾

　　中医学认为，肾为先天之本。肾不仅是决定人体健康之本的重要脏器，而且是藏纳人体生命活动所必需的"精气"的器官。俗话说："天有三宝日月星，人有三宝精气神。"肾在五行中属水，它不仅主导人体的水分运化，而且是"精气神"的储备之器。因此，肾脏不仅会影响人的身体健康和生长发育，还会影响人的精神面貌乃至心理状况。

那么，什么是肾呢？

　　《黄帝内经》中说："肾者，作强之官。"所谓"作强之官"，类似今天所说的大力士。之所以将肾比作大力士，是因为大力士在古代的作用不容小觑，古代打仗的时候经常会使用战车，而大力士的职责就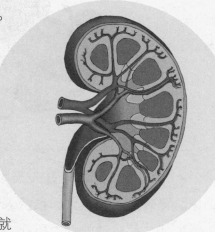是驾车，同时保护君主或者部队诸官。所以肾脏不仅是人体重要的循环器官，而且是心脏的保护者。

　　在中医理论当中，心属火，其性主动，肾属水，其性主静，两者相互对立，相互协作，不可或缺。

　　随着全球气候变暖，人们的心火也越来越盛，因此，更需要肾水来克制心火，从而避免心火过盛产生一系列的问题。

肾藏精，主人体生长、发育和生殖。齿、骨、发的生长状态是肾精的外候，是判断机体生长发育状况和衰老程度的客观标志。日常生活中，我们会发现，很多老人或者身体虚弱的人总是哈着腰走路，这都是肾精不足的表现之一。

肾脏功能是否正常与人体健康息息相关，因而我们必须要注意保养肾脏。

肾脏的位置

肾，位于腰部，脊柱两侧，左右各一，所以肾脏又被称为"腰子"，肾脏的形状像两颗扁平的豆子，最外面包裹着一层坚韧的薄膜。从生理角度上讲，肾是脊椎动物的主要排泄器官之一，在人体的泌尿系统中扮演重要角色，它不仅可以过滤血液当中的"杂质"，将毒素排出体外，同时还可以保留体液中人体必需的营养元素，排出多余的微量元素，在起到保证体内微量元素和电解质平衡作用的同时，还可以对血压起调控作用。也正因此，肾脏被中医称为"先天之本""生命之根"。

温馨提醒

在日常生活中，我们应该认真保护肾脏所在的后腰，以免让肾脏受到外伤。如果在后腰处发现较为严重的外伤，要先去医院检查，看看伤情如何，一旦肾脏受伤，就要及时治疗，以免拖成大病。

肾藏精

按照中医理论，肾藏精，也就是说生长发育、生殖与脏腑活动所需要的元气和动力都来自肾脏。所谓精，也叫精气，广义之精是构成

第一章
第二章
第三章
第四章
第五章
第六章
第七章

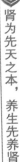

人体、促进人体生长发育和维持人体生命活动的基本物质，是生命的根本，正如《黄帝内经》中所说的："夫精者，身之本也。"

就精气来源来说，有先天、后天两种。先天之精来自父母的生殖之精，是每个人从父母那里得到的生命遗传密码，与生俱来，存在于肾中，出生之前，是形成生命（胚胎）的重要物质，生命的构成本原；出生之后，则是人体生长发育和生殖的物质基础。正如《黄帝内经》中说的："生

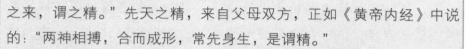

之来，谓之精。"先天之精，来自父母双方，正如《黄帝内经》中说的："两神相搏，合而成形，常先身生，是谓精。"

后天之精来源于脾胃化生的饮食水谷，由脏腑之精产生。人出生后，机体通过脾胃的运化从食物中摄取水谷精微，水谷精微经脾气的转输以"灌四傍"，则为脏腑之精。"灌四傍"，指的是浇灌、惠及自身周围的区域。各脏腑之精支持自身生理功能后的剩余部分，则输送到肾中。正如《黄帝内经》中所说："肾者主水，受五脏六腑之精而藏之。"

因此，肾精的构成，是以先天之精为基础，加后天之精的充养而成。先天之精是肾精的主体成分，后天之精起充养作用，因而肾精所化的肾气，也主要属先天之气，即元气。

《素问·上古天真论》中详细记述了肾气由不充足到逐渐充盛，由充盛到逐渐衰少继而耗竭的演变过程："女子七岁，肾气盛，齿更发长；二七而天癸至，任脉通，太冲脉盛，月事以时下，故有子；三七，肾气平均，故真牙生而长极；四七，筋骨坚，发长极，身体盛壮；五七，阳明脉衰，面始焦，发始堕；六七，三阳脉衰于上，面皆焦，发始白；七七，任脉虚，太冲脉衰少，天癸竭，地道不通，故

形坏而无子也。丈夫八岁，肾气实，发长齿更；二八，肾气盛，天癸至，精气溢泻，阴阳和，故能有子；三八，肾气平均，筋骨劲强，故真牙生而长极；四八，筋骨隆盛，肌肉满壮；五八，肾气衰，发堕齿槁；六八，阳气衰竭于上，面焦，发鬓颁白；七八，肝气衰，筋不能动，天癸竭，精少，肾藏衰，形体皆极；八八则齿发去。"

　　《素问·上古天真论》的这一段论述，明确指出了肾中精气的主要作用是促进机体的生长、发育和生殖。正是由于先天之精不断地得到后天之精的培补，肾中精气逐渐充盛，于是齿更发长，第二性征出现，这些一方面可以作为观察肾中精气盛衰的标志，另一方面则可以作为防治某些先天性疾病、生长发育不良、生殖功能低下和衰老的标志。由此可见，肾精在人一生的生命活动中起着极大的作用。

♥ 温馨提醒

健康养肾，要从先天做起

　　科学研究表明，人类的肾脏疾病往往与胎儿和婴幼儿期间的健康和营养状况有很大的关系。胎儿、婴幼儿时期生长发育缓慢、营养状况不佳的人在成年之后罹患肾脏疾病的风险往往较高。所以，预防肾脏疾病，降低肾脏疾病的发病率就要从"小"做起。作为一对合格的父母，不但要保证胎儿的正常发育，在怀孕期间戒烟戒酒，而且尽量不要染发、化妆，更不能频繁地接触大量化学药品，以免这些物质"祸害"宝宝的健康，在做到上述事情的同时要积极进行疾病防治，为保养肾脏和未来的健康生活打下良好的基础。

肾主骨生髓

　　《黄帝内经》指出，肾生骨髓。髓藏于骨腔之中，髓养骨，可促进骨骼的生长发育。因而说，肾脏可充养骨骼，所谓"肾充则髓实"。

肾脏位于人体的腰部后方，处于"承上启下"的部位，上可以滋养全身乃至头顶的骨骼，下可以充盈腰腿的骨骼，全身骨骼的健康都要依靠肾脏的精气来支持，这就是"肾主骨"的表现之一。

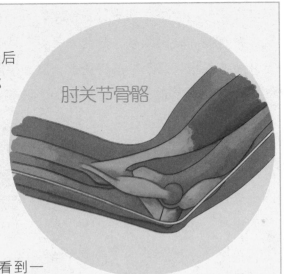

肘关节骨骼

在电视剧中，我们会看到一些人走路经常弯腰驼背。这些人或者因为长期吸毒，或者因为先天不足，或者因纵情于声色犬马，导致肾精被大量消耗，因此无法营养骨头，最终导致弯腰驼背。

由此可见，肾脏在主宰人体的生长发育的同时，还可以滋养人的骨骼，因此，为了骨骼的健康，我们要保护好肾脏。

肾主生殖

中医认为"肾主生殖"。肾为藏精之脏，在人体的生长发育以及繁衍中起着重要的作用。男女生殖器官的发育成熟及其生殖能力乃至胚胎的形成，均有赖于肾阳的温煦。

有些人认为，肾对生殖系统的主宰作用只是表现在男性身上，而忽略肾在女性生殖系统中的作用，在他们看来，肾脏对女性生殖系统的影响很小。这种说法其实是不对的。肾脏在男性、女性的生殖系统中都起着主宰作用。相比较而言，女性较男性更容易堆积脂肪，由于脂肪属阴，因此女性更需要肾阳来温暖身体。同时女性还有一个生理特点，那就是女性对水分的运化要比男性差些，所以女性肾脏功能一旦受损，其遭遇的伤害比男性更大，而造成的直接结果往往就会表现在生殖系统上。因此，无论男女，肾脏都对其生殖系统有不可估量的作用。

肾主生殖，肾脏的健康关系到人的生殖繁衍，更重要的是，肾脏对人的健康有着决定性作用，所以，保养肾脏，就是保养生命。

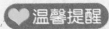温馨提醒

肾虚者不可滥服补药

俗话说"是药三分毒"，大多数补药虽然宣称"药食同源"，但是，很多补肾药物都是大燥大热之物，倘若肾虚者滥服补药，这些燥热之物进入人体后，会在人体内蓄积热毒，而热毒轻则损害肾脏，重则导致心脑血管疾病，甚至有可能危及生命。

肾主水

所谓水，也就是人体生命活动所需要的津液，是体内一切正常液体的总称。肾主水，有广义和狭义之分。广义来说，肾主水，是指肾具有藏精和主持一切津液、水分代谢的作用。狭义而言，肾主水是指肾具有主持和调节人体水液代谢的作用。

《黄帝内经》中说："肾者主水，受五脏六腑之精而藏之。"《黄帝内经》中关于肾主水还有一种说法：肾者，水脏，主津液。实际上，人体水分和津液代谢是由多个脏腑共同参与的、非常复杂的生理过程。肾主水，主要是通过肾的气化作用实现的。肾对水液代谢的调节，主要表现在以下两个方面：

1. 促进各脏腑内津液的气化作用

肾为先天之本，肾阴、肾阳是所有脏腑阴阳的根本，所以各脏腑阴阳必须在肾阴肾阳协调平衡的状态下才能正常参与水液代谢。肾气更是全身津液气化的总动力，具有促进各脏腑气化的作用。肾脏将体内精气气化之后，又将体内精气分为清浊两个部分，并且让

第一章
第二章
第三章
第四章
第五章
第六章
第七章

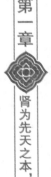

清升浊降，清者得以四布，浊者形成尿液排出体外。正如《黄帝内经》所说："饮入于胃，游溢精气，上输于脾，脾气散精，上归于肺，通调水道，下输膀胱，水精四布，五经并行。"津液之成，依赖胃的受纳、脾的运化以及小肠主津、大肠主液的作用；津液的输布，则依赖于脾的转输、肺的宣降以及肾的气化作用，而肾的气化作用是贯穿始终的。肾为先天之本，肾中精气为全身气化的总动力，脾胃的运化、肺的宣发肃降及三焦的疏通水道功能，皆须以肾的气化为动力。肾气充足，则各脏腑气化充足，功能正常；若肾气亏虚，则脾肺气化失常，最终导致水分、痰湿停聚体内，引发痰饮、水肿等症。

2. 主司膀胱的开阖

尿液的排泄，对于维持水液出入量的平衡具有重要的作用。肾脏的开阖对水液代谢平衡有一定的影响。肾脏的开阖作用协调有序，则尿液的排泄也正常。肾的气化正常，则膀胱开阖正常，浊液得泄。若肾的气化失常，则影响膀胱的开阖，导致膀胱开阖不利，而会出现尿少、水肿等症；或致膀胱约束无权，而见多尿、遗尿等症状。

❤温馨提醒

解决水肿问题要全盘考虑

时代的进步、科技的发展给人带来了很多的便利，但是也给人带来了很多不良反应，其中之一便是运动的时间和机会越来越少。也正因如此，很多人出现了水肿问题。

有些人，一旦出现水肿，就会自行服用利尿剂或者补肾药物，殊不知，水肿不一定是由肾脏问题引起的，还可能由其他疾病引起，所以，治疗水肿问题，虽然要考虑肾脏疾病，但是绝对不能仅仅考虑肾脏疾病，忽视其他脏器疾病。

临床上对由于肾的功能失司所致的水肿、小便不利，或遗尿、尿失禁等症，多以温肾利水或益肾固摄法治疗，都有很好的疗效。而对由于其他脏腑气化失常导致的水液代谢失常，长时间不愈的，也可以从肾着手治疗。如脾虚不运、水湿内停而致水肿便溏者，可用温肾补脾、益火培土之法治疗；再如长时间咳嗽，下肢水肿、痰涎壅盛、肺阳亏虚者，可在温肺化饮药中，酌加温肾益气之品，会有很好的效果。

但是，无论是何种原因导致的水肿，都要从全盘考虑，不能一味强调肾脏的作用，避免延误病情，更要避免因为治疗方向错误而危及生命。

第一章
第二章
第三章
第四章
第五章
第六章
第七章

🪭 肾主纳气

中国古代医学家周慎斋说："人之生死关乎气，气纳则为宝，气纳则归肾；气不纳则不归肾。气不归肾者，谓脾胃之气不到肾也。"

大家都知道，肺部是人体摄入新鲜空气的主要器官，但是肺部只是新鲜空气的"收集者"，最终运化、利用这些新鲜空气的器官是肾脏。

呼吸　呼吸

由肺吸入的空气必须下达于肾，由肾来摄纳，才能保持呼吸运动的平稳和正常，进而保证体内外气体得以正常交换。只有肺肾功能协调一致，呼吸才会正常。实际上肾主纳气是肾的封藏作用在呼吸运动中的具体体现。因此，肾的纳气功能正常，则呼吸均匀调和。如果肾的纳气功能减退，摄纳无权，则肺吸入之清气上逆而不能下行，即可出现呼吸表浅，动则气喘，呼多吸少，或呼吸困难等症。在临床上，慢性支气管炎、肺气

第一章

肾为先天之本，养生先养肾

肿、肺源性心脏病等疾患中多可见到肾不纳气的表现，治疗常用补肾纳气的方法，多可获得较好的效果。

 肾生髓通于脑

《黄帝内经》说："肾主骨生髓，髓上通于脑。"因为肾的主要作用是藏精，精能生髓，所以肾功能的强弱也会影响脑的功能。髓可分为骨髓、脊髓、脑髓三部分。骨髓藏于全身的骨骼之中，起到营养骨骼的作用。脊髓和脑髓是相通的，中医将脑称为髓海。骨髓、脊髓、脑髓是人体的精华，由肾精所化生。所以脑的营养来源于肾精。

有的人原来记忆力很好，可是随着年龄的增长，记忆力却是日渐减退；还有的人注意力不集中，总是感觉到疲劳，这实际上是肾虚了。肾虚了，肾精不足，脑髓也就不足，所以才会出现记忆力减退、注意力不集中的现象。这种情况如果继续发展，就会导致痴呆。阿尔茨海默病（旧称老年性痴呆）的患者以老年人为主，那是因为老人年老体衰，肾气虚，"主骨生髓通脑"的能力弱了，脑部也就得不到足够的营养了。脑部缺乏营养，必然导致智力下降甚至痴呆。

从上面的分析中我们可以看出，肾和人的智力关系非常密切。要想记忆力好，注意力集中，就要好好保养肾脏。

肾藏志

中医学认为，"肾藏志"，其中的"志"指志向，属精神活动。志虽出于心，但要使其坚定不移，须依赖于人体精气的旺盛。

肾与志的关系，和心与神、肝与魂、肺与魄、脾与意的关系一样，两者为互生的关系，互为护佑。

保护好肾，肾精足，肾气就足，我们意志就会坚定。反之，如果我们不养护自己的肾，往往就会出现不知道自己是谁的感觉，不知道自己要做什么，不知道自己要去哪里，这时很可能就会选择逃避现实，浑浑噩噩，无所事事，就像行尸走肉一样。

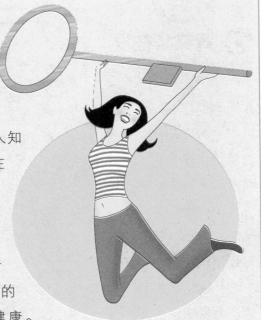

从另一方面来说，一个人知道自己的兴趣爱好，也一直在自己擅长的领域做事，身心不分裂、不冲突，那么排除意外情况，肾受到伤害的可能性通常比较小，我们常看到一些与世无争、专注做事的人，他们的身心往往都很健康。

如果一个人总是顾虑重重，不断压抑自己，总是违背自己心底的意愿，长期下来定会使肾受到严重损伤，出现各种问题，包括生理的和心理的问题。

第一章
第二章
第三章
第四章
第五章
第六章
第七章

🪭 肾在液为唾

"肾在液为唾"是中医藏象理论的重要内容。唾与涎一样，为口腔分泌的一种液体。有人说其清者为涎，稠者为唾。《难经·三十四难》说肾液为唾。唾为肾精所化，咽而不吐，有滋养肾中精气的作用。若多唾或久唾，则易耗伤肾中精气。所以，养生家提倡以舌抵上腭，待津唾满口后，咽之以养肾精，称此法为"饮玉浆"。但唾与脾胃亦有关，《杂病源流犀烛》说："唾为肾液，而肾为胃关，故肾家之唾为病，必见于胃也。"

肾脏与唾液两者相互滋养，所以在日常生活中，我们必须戒掉随地乱吐唾液的恶习，以达到养肾的目的。

第一章

肾为先天之本，养生先养肾

肾其华在发

《黄帝内经》中说："肾者……其华在发。""华"，有荣华外露的意思。头发的营养虽然来自血，也就是常说的"发为血之余"，但是头发的生机根源于肾，也就是说肾精的充足与否可从毛发上反映出来，青壮年肾精充盛，头发茂密而且有光泽，年纪大、身体不好的人及肾气虚弱的人，往往头发容易枯槁脱落。这是因为肾藏精，精能化血，精血旺盛，毛发浓密而有光泽，故有肾"其华在发"之说。由于发为肾之外候，因此头发的生长与脱落、润泽与枯槁均与肾精的关系极为密切。

 ## 肾开窍于耳和二阴

在传统中医理论中，肾与耳窍的关系表现在肾主耳。肾主耳，是指肾有主宰耳的生长发育及生理活动的作用。正如《黄帝内经》中所说："耳为肾之外候。"肾主耳是通过肾精、肾气对耳窍的温养作用来实现的。肾气、肾精通于耳，温养耳窍，使听觉灵敏，故肾精、肾气充盛，髓海充足，精气灌耳，耳得肾之精气的温养，方能发育健全，听觉聪敏。反之，若肾精不足，髓海失养，则两耳失聪，致听力减退，或出现耳鸣、耳聋之病。老年人由于肾精衰弱，多听力下降。

《黄帝内经》中说："肾开窍于二阴。"其中的二阴指的是前阴和后阴，所谓前阴指的是尿道和外生殖器，后阴指的是肛门。

"肾开窍于二阴"的含义主要是指肾和大小便以及生殖功能的关系。因为肾主宰全身水分的运化，所以，只有在肾功能正常的前提下，人体水分的含量以及分布状况才会正常，大小便排泄才能各走其道，才不会出现小便赤黄、大便干燥或大便溏稀的状态。

除此之外，大小便是否能够排放顺畅，也与肾有密切的关系。例如，肾水不足，往往会导致大便干燥秘结，或小便量少色黄，甚至导致小便时尿道乃至腹部疼痛的现象。但是如果肾水过盛，以至于超过脾脏和肾脏所能运化、排泄的总量，就会引起腹泻或小便失禁等病症，个别肾水过盛的患者，往往咳嗽或者大笑的时候都会引起小便失禁。人的生殖功能与肾中精气关系密切。若肾中精气不足，则男子可见早泄、阳痿，女子可见不孕等。

肾脏养生的方法

《黄帝内经》是我国传统医学的精髓和总结，记载了大量补肾的方式。《黄帝内经》中有"肾藏精"的说法。而这里的精又包括先天之精与后天之精，先天之精要珍惜，要封藏，不可挥霍；后天之精可以补益，温补肾阳。也就是说，想要养肾，就要从"开源"和"节流"两个角度来补益肾脏。

传统中医治病的原则是调节人体的阴阳平衡，使人体处于"阴平阳秘"的和谐状态。而肾中阴阳是人体一身阴阳之根本所在，故养生保健就要强调肾脏的重要作用。

固肾保精没有其他的妙方，只有四个字——修身养性。

当下，社会越来越开放，信息越来越庞杂，青少年接触到性的年龄越来越小，青少年肾虚的情况时有发生。为了避免这种情况，除了加强对青少年的教育和引导之外，还应使他们更多地培养其他爱好，丰富其文化活动，譬如多进行练字、绘画、练习跆拳道等活动，充实其精神世界，开阔心境，陶冶情操，强健体魄，养成良好的心态和洁身自好、积极向上的性格。中老年人更要修身养性，保持愉悦的心情，固护肾精肾气。

节欲不仅是节制性欲，而且包括节制一切贪欲，节欲是保持身心健康必不可少的重要因素之一。要想节制贪欲，就要培养正确的世

第一章
第二章
第三章
第四章
第五章
第六章
第七章

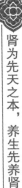

界观、人生观和价值观，要知足常乐，明白清心寡欲、平淡平和才是真。这也是确保心态平衡、减轻内心压力的根本所在。

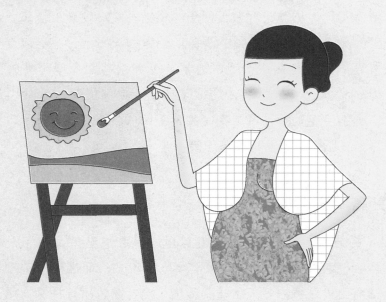

正如前文所说的那样，节欲要做到清心寡欲，保持心态平和，这就要保证自己不要动辄大喊大叫，要能够坐得住，行动要稳重；同时减少和避免不良嗜好，如吸烟、喝酒等。色欲伤精气，情欲使人伤心，吸烟者伤肺，喝酒者伤肝，暴食者伤胃，色欲、情欲和嗜欲，时间长了必然会伤肾，使肾精耗尽，元气大伤。

《素问·上古天真论》说："今时之人不然也，以酒为浆，以妄为常，醉以入房，以欲竭其精，以耗散其真，不知持满，不时御神，务快其心，逆于生乐，起居无节，故半百而衰也。"这就是说生活毫无节制，纵欲无度，性生活过频，最终就会导致肾精的耗竭，年过半百而衰。"以酒为浆"，把酒当水喝，虽然表面上伤胃损肝，但是其最终损害的是肾精。

《黄帝内经》是我国传统医学的瑰宝，其对于节制欲望，保养肾精的阐述，不仅适用于保肾固本，而且适用于生活的其他方面，如果我们在生活中可以真正做到知足常乐，能够主动节制自己的欲望，那不仅可以巩固我们的肾精，更能够使我们的幸福指数提高。

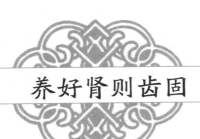

养好肾则齿固

第一章
第二章
第三章
第四章
第五章
第六章
第七章

 ## 肾好是牙齿坚固的基础

牙齿就像人体肾脏的一面镜子。想必大多数读者都记得那句广告语——"牙好，胃口好，身体倍儿棒，吃嘛嘛香"。由此可见，牙好是身体健康的基础。

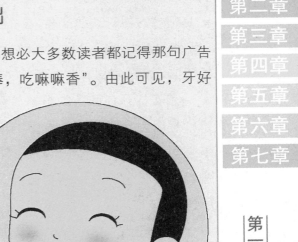

很多人为了保护自己的牙齿会选择各式各样昂贵的牙膏和漱口水，但是很多人也许不知道，牙好的基础，其实是肾脏健康。

肾精能够生髓，而髓能养骨，故肾精充盛则骨髓生化有源，骨髓充足则骨骼得养，骨骼坚韧有力，耐久而强的劳作，而"齿为骨之余"，故牙齿也就坚固不易脱落。由于牙齿与肾以及骨骼有着紧密的关系，因此不管是预防还是治疗牙齿疾病，都应重视养肾。

中国古代有这样一句话："百物摄生，莫先固齿。"这句话简洁明确地阐明了牙齿的重要性。由于牙齿与先天之精的充足与否紧密

第一章 肾为先天之本，养生先养肾

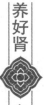
相关，因此先天不足者，即使很注重口腔卫生，患蛀牙的概率也会很高。而当这些人年迈时，肾精衰弱，牙齿也更易脱落。所以中医认为养肾精是护齿的根本。先天禀赋充足，后天又注重养肾精，则齿白而固，不易脱落和生牙病。

 ## 牙齿脱落的原因

提到牙齿脱落，很多人都会认为这是老年人的"专利"，但是随着工作和生活压力的日益增大，很多年轻人也出现了牙齿脱落的症状，即使牙齿没有脱落，也出现了"摇摇欲坠"的现象。

很多人面对这种情况，往往会花大量金钱去购买昂贵的牙膏和漱口水等牙齿护理产品以图缓解牙齿脱落的情况。殊不知，这些产品只能清洁牙齿的表面，却不能解决牙齿脱落的根本问题。

其实，牙齿脱落的根本原因不在于牙，而在于肾。之所以这样说，是因为牙齿脱落的直接的原因就是牙槽骨不坚固，而牙槽骨的不坚固大多由骨质疏松导致。正如前文中所说的"肾主骨"，骨质疏松大多是肾精不足所导致的。因此，牙齿脱落大多是由肾精不足所致。

除了牙齿脱落之外，牙齿其他的情况也可以间接反映肾脏的问题，例如牙齿稀疏、牙缝过大或齿根外露、门牙严重外翻都有可能是肾精不足所导致的。此外，成人牙齿稀疏、牙龈淡白出血、齿黄枯落、龈肉萎缩等问题，也大多是肾精亏损所导致。

除此之外，肾精不足，往往会导致牙龈红肿，同时还会伴有强烈口臭等现象，严重的时候甚至连腮帮子都是肿的，此时，大多数人会用寒凉清热药来降火，以达到治疗的目的。殊不知，此时所谓的"火"根本不是火，而是因为肾精耗损，致肾脏极度虚弱，不能克制心火所引起的上火现象，如果此时盲目降火的话，反而会导致肾脏更加虚弱。

养肾固齿的原理

肾虚会导致骨质流失，使免疫功能下降，而牙床（牙槽骨）是人体骨质代谢很活跃的部分，也是免疫防线的薄弱环节。当人们出现骨质流失时，最先表现在牙床处，牙槽骨开始萎缩，免疫防线破溃，细菌滋生，接着牙齿便会松动摇晃。

中医强调扶正祛邪，即通过调动和激发人体内在的免疫力和自愈力来对抗疾病。而人体的免疫力和自愈力与肾关系密切，肾虚使得对抗牙周病的能力下降，导致牙周病迁延难愈。

肾脏健康，是牙齿健康的基础，但是我们也可以通过一系列的方式，强健我们的牙齿，从而间接促进肾脏的健康。最普通也是最简单的健肾方法是，三餐饭后，口稍闭，上下牙互相叩击36次，能起到固肾健脾、帮助消化的作用。中医学认为，齿为肾之余，坚持叩击牙齿可起到养肾坚齿的功效。另外，小便时咬前牙，大便时咬后牙，均闭口不要说话，这也是固齿的方法。

中医养肾固齿的方法很多，只要我们坚持练习，必定能在养肾的同时，达到固齿的目的。

❤温馨提醒

牙齿健康不仅是身体健康的重要标志，而且对身体健康有着重要影响。例如牙齿干燥，甚至齿如枯骨者，多为肾阴枯竭，见于温热病的晚期，属病重；牙齿松动，甚至脱落残缺，齿根外露者，多见于肾虚者或老人；入睡中咬牙啮齿者，多因胃热、虫积或消化不良等。

咀嚼运动可养肾固齿

养肾固齿，听起来很玄妙，但是做起来并不难。我们在日常三餐的每一次咀嚼运动均可以养护肾精，保护牙齿。

第一章
第二章
第三章
第四章
第五章
第六章
第七章

第一章 肾为先天之本，养生先养肾

中医认为肾在液为唾，也就是说唾为肾精所化，因此反过来唾液又可滋养肾中精气，所以唾液在古时有"玉浆"之称。

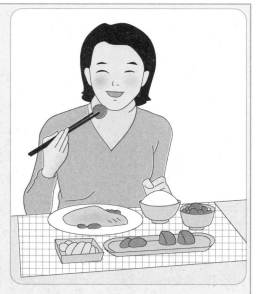

牙齿在咀嚼食物的同时，会促进唾液的分泌。进食时细嚼慢咽，可使饮食中的水谷精微与唾液充分混合并吸收，有利于脾主运化。而脾运化水谷可生成后天之精，肾为先天之本，先天之本可得到后天之精的充养，故脾健可使肾精得养，这就使牙齿健康。

♥ 温馨提醒

总爱嗑瓜子容易肾虚

古书中一个非常有意思的医案。一个闺阁小姐生病了，身体日渐消瘦，不思茶饭，浑身乏力。父亲着急了，就请来一位老中医。老中医到家里一看，发现门后有大堆瓜子壳。老中医问丫鬟："你家小姐是不是非常喜欢嗑瓜子？"丫鬟说是，而且常常一嗑一大堆。生病前，她几乎每天以瓜子为食。老中医又问："你家小姐用嘴剥瓜子还是用手？"丫鬟说用嘴。老中医听罢，说道："看来病根就在这里了。"

后来，老中医给这位小姐开了一些小方子，并嘱咐其家人无论如何不要再让小姐用嘴吃瓜子，还安排将小姐嗑过的瓜子皮熬水给她喝。后来小姐的身体果然一点点地好起来。

医案上的这个故事说明了唾液对人的重要性。小姐的病正是因为总用嘴嗑瓜子，导致唾液大量流失所致。中医学认为，唾液由肾气所化。吞咽唾液能够补肾气，助消化，提高免疫力。除此之外，在我国民间也有用瓜子皮煮水内服治疗上火的说法，这充分说明，如果经常将唾液吐出，导致津液流失，则不利于养肾。对于那些有肾病或者肾气亏虚的人来说，常常有意识地吞咽唾液，是养肾的好办法。

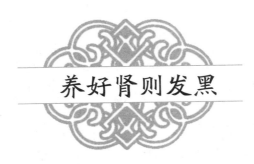

养好肾则发黑

 ## 头发的颜色由什么决定

"身体发肤，受之父母。"自古以来，头发对于我们中国人来说意义非凡。头发的颜色不但和遗传因素有关，还会受到体质、过度染发和营养等因素的影响。

科学研究已证实，头发的颜色和人的身高、体重一样都存在着个体差异。但是，头发的颜色主要取决于肾气是否充足。因为在头发根部以及头皮当中含有少许髓质，只有肾气充足，这些髓质才能健康饱满，肾气不足，髓质少，则头发质地疏松，颜色浅，个别的还会在头发中形成气泡，这是由于气泡会产生光的反射，使毛发的颜色变淡。

除此之外，头发的颜色还与人体内微量元素的含量有关，因为微量元素的摄入过量、不足都会不同程度地对人体肾脏的健康状况造成影响，进而影响头发的颜色。因此，头发的颜色在很大程度上取决于肾脏的状况。

少白头的原因

少年之所以会出现少白头，或者是因为先天不足，导致肾气不足又或是因为工作学习压力太重，过于操劳，导致肾精不足。其根本原因都是肾虚。

肾虚导致的白发，分为肾阴虚和肾阳虚两种证型，其中，肾阴虚导致的白发，治疗应该以滋阴清热为主，肾阳虚导致的白发，治疗应

第一章
第二章
第三章
第四章
第五章
第六章
第七章

该以温补肾阳为主。

少白头在多数情况下与遗传有关，但是疾病因素也占很大比例，比如恶性贫血、甲状腺炎、心血管疾患，以及体内微量元素缺乏等疾病也会导致少白头。从事脑力劳动的青年知识分子，往往工作很忙，无暇锻炼，经常"开夜车"，加之饮食过于精细，营养素的摄入不均衡，因而易于出现少白头。

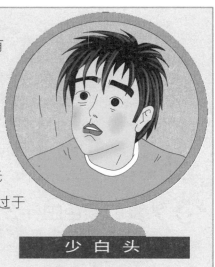

少 白 头

有少白头困扰的年轻人喜欢用化学染发剂把头发染黑。要知道，经常用化学染料染发会对身体带来一定的毒性和不良反应，有碍健康。同时这些化学染剂最先侵害的是负责排毒的肾脏，所以青少年染发，无异于饮鸩止渴。

老年人头发变灰变白的原因

中医对老年人白发的成因也早有精辟的论述。古人指出：人体毛发的生长发育与肾气的盛衰关系密切。《诸病源候论》中写道："若血气虚，则肾气弱，肾气弱，则骨髓枯竭，故发变白也。"所以，自古以来我国防治白发以补益肾气为主。

老年人的头发，之所以会发灰发白，主要是因为肾气不足导致血气不足，最终使被称为"血之余"的头发变白。

♥ 温馨提醒

白发的生长位置不同，反映的身体状况不同

虽然头发变白是一种生理现象，但是白发的生长位置不同，往往反映着不同脏器的病变情况。

1. 前额白发——脾胃不和

前额对应的五脏为脾胃，调理好脾胃对改善前额白发大有帮助。一般来说脾胃不好的人常常腹胀、腹痛、泛酸、口淡不渴、四肢不温、大便稀溏等。还有的人经常伴有口臭、食欲过旺，或四肢水肿、畏寒喜暖、小便清长或不利，这些都是脾胃虚寒的症状。

前额白发证属脾胃虚寒的患者可每隔三五日煲一锅姜汤喝，煮姜汤的时候，可以稍微加一点盐。鲜姜辛温，具有散寒发汗、温胃镇痛、杀菌抗炎的功效，盐可杀菌和胃，用于治疗虚寒胃病有不错的疗效。

2. 两鬓斑白——肝火旺盛

两鬓对应的反射区是肝胆，肝胆火偏盛或者脾气暴躁或者爱生闷气者，常伴有口干、口苦、舌燥、眼睛酸涩等，这是由肝胆火旺引起的，如果不加重视，任其发展，很有可能会导致脾胃受伤。

两鬓斑白的人饮食要以清淡为主，可以多喝一点八宝粥、莲子粥、莲子银耳粥、莲子心茶、玫瑰花茶、山楂茶。如果严重口苦、口干，可多吃莲子心和苦瓜，也可以在咨询医生后口服龙胆泻肝丸以疏肝利胆。

除此之外，情绪不好也会导致上火，所以此类白发人群要保持轻松的心情，最好能进行一些可以增加生活情趣的文体活动。

3. 后脑勺白发——肾气不足

后脑勺对应的反射区是膀胱。膀胱的主要功能是贮尿和排尿，后脑勺多生白发者较之常人不易憋尿，而膀胱的排尿功能和肾气的盛衰有密切关系。所以在后脑勺长白发的同时，往往会伴随尿频、遗尿或尿失禁、小便不畅等症状。此种情况可以食用核桃、黑豆等补肾食物，也可以在咨询医生的前提下，服用金匮肾气丸进行调理。

第一章
第二章
第三章
第四章
第五章
第六章
第七章

心肾不交可致黑发变白发

心肾不交是指心肾水火既济的生理关系失调，心火必须下降于肾，与肾阳共同温煦肾阴，使肾水不寒。肾水必须上济于心，与心阴共同涵养心阳，使心火不亢。从中医理论来说，发为血之余，发为肾之华，当心肾不交，或先天禀赋不足，或思虑过度耗伤精血，或担惊受怕损伤肾精时，心肾既济的生理状态受到破坏，黑发都会变白。

💙温馨提醒

用食物改善失眠

少白头患者大多都伴随有长期失眠的症状。对于这类患者，想要让头发变黑，先要改善睡眠。

提到失眠，很多人首先想到的就是镇静药和安眠药。但是，只要我们善于利用天然的"安眠药"——食物，就可以毫不费力地提高我们的睡眠质量。

一般来说，温和的牛奶、百合、小米、全麦面包或者全麦馒头在任何季节都可以帮助我们改善睡眠，失眠患者应多食用这些食物。

除此之外，我们还可以根据季节的变换，选择适合自己的食物。秋冬季节，我们可以选择桂圆、芡实、糯米、酸枣仁、枸杞子等安神暖身的食物；春夏季节，可以选择老南瓜、小米茯苓糕等平和安神的食物。

我们要根据自己的身体状况选择安神食物。敏感体质或者正在服用其他药物的人，最好在食用这些食物之前征求医生的意见，避免食物过敏或者与药物相克，一旦出现过敏等不适症状，要立刻去医院进行治疗。

除此之外，在采用食物调节睡眠的时候，还要注意白天尽量不要饮用浓茶和咖啡，也不要喝酒，因为酒精容易造成半夜口干和起夜，破坏睡眠结构。而且，浓茶、咖啡或者酒精都含有对肾脏有刺激性作用的物质，不但无益于睡眠，反而会使失眠加重。

 肾虚可导致斑秃

发为血之余，肾主骨生髓化血，肾虚则精化血的能力下降，头发没有精血的滋养就会脱落。

肾虚导致的斑秃可发生于任何年龄，以青壮年多见，而且男女均可能发病。肾虚所导致的斑秃往往为圆形或卵圆形，非瘢痕性脱发，在斑秃边缘常可见"感叹号"样毛发。斑秃严重的时候，会导致头发全部或几乎全部脱落，甚至会导致全身所有的毛发（包括体毛）脱落，还可见匍行性脱发。脱发处除了没有毛发外，不存在如红肿、瘙痒等任何异常。

因为斑秃不疼不痒，所以疾病初期经常被患者忽略，但是等到大量脱发引起患者重视的时候，往往就已经到了无法治愈的地步了，所以在日常生活中我们应该注意保养自己的肾脏，以免肾虚。

第一章
第二章
第三章
第四章
第五章
第六章
第七章

滋阴补肾防脱发、白发

《黄帝内经》中说："肾为先天之本……其华在发。"由此可见，养发的根本在于养肾，而现代人因为压力过大，饮食不调，肾精不足而导致头发脱落、黑发变白发、头发干枯没有光泽，要改变这些症状还要从日常起居、调理饮食开始。

脑力劳动者可常吃黑芝麻、核桃、紫米、黑豆、赤豆、青豆、红菱等杂粮，也可以多吃猪肝、甲鱼、乌鸡、牛羊肉、深海鱼类、海参等肉食。此外，脑力劳动者还要常吃胡萝卜、菠菜、紫甘蓝、香菇、黑木耳等。一般来说，凡是色素比较深的食物，对头发色泽的保养都有好处。

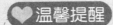 **温馨提醒**

肾脏不好造成的白发不能大量喝中药

大多数肾脏不好的人在自行调理的时候，往往会选择中药调理，但是如果喝中药的时候不注意方式方法，很有可能会造成危险。

临床调查结果显示，不少肾病患者就是因为长期服用大量中药，在短时间内给肾脏增加了负担，造成严重水潴留。

因此，在现实生活中，肾病患者必须严格限制盐分的摄入，以及严格限制饮水速度才能切实减轻肾脏负担，无论是喝水还是喝中药都不能一次性大量猛喝。

除此以外，肾脏功能不佳的人，尤其是老年人，在输液的时候也应该注意，如果是冬天输液，应当注意液体温度不能太低，避免给身体造成刺激，此外，输液速度也不能过快，以免危及生命。

少年白发可逆转

青少年出现白发，跟挑食、精神紧张、压力过大、过度悲伤有关，这些因素会导致营养毛囊的血管痉挛，不能保证发根的营养供应，这样黑色素不能输送到我们的头发。中医学认为，白发与情志关系很密切。饮食营养不均衡和压力过大、焦虑均会导致少年白发。部分少年白发通过营养和情绪的调节是可以得到改善的。

少白头在儿童中也不少见。少白头的人一是有家族遗传史；二是由营养不良，缺乏蛋白质、维生素而导致的。另外，用脑过度、过于焦虑也会使儿童过早长白发。这种白发是可逆的，当儿童能够有充足的睡眠，减轻压力，适当补充维生素和微量元素，并辅以头部按摩，白发的数量会逐渐减少进而消失。

谨防染发惹来一身病患

现在社会，很多年轻人或是为了遮盖少白头，或是为了显示个性，热衷于将自己的头发染成五颜六色。殊不知，这样虽然时尚，但是容易导致疾病。那么，染发到底对人体有什么伤害呢？

1. 最轻微的伤害：皮肤过敏

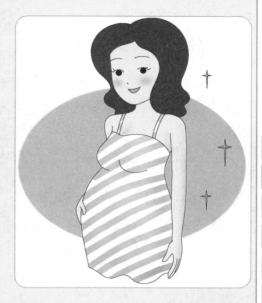

染发剂中大多含有一种叫作对苯二胺的成分，它能让染后的发色更牢固，但同时也是强过敏原，会使体质敏感的人皮肤过敏，其中最常见的便是接触性皮炎。在法国、德国等欧盟国家，苯二胺已被明令禁止加入染发剂中，但在很多其他国家，它仍然被用作染发剂的主要成分加以生产和使用。

2. 最"深刻"的伤害：损害肝肾

近几年，虽然染发产品的质量、安全性以及天然成分的比例都有所提高，但市场上有些产品为增强染色效果，会添加铅、汞、砷等重金属，部分产品中的铅以及其他有毒重金属含量甚至是工业油漆的5~10倍，长期使用这样的染发剂必然会对身体造成慢性损害，轻则可能出现头晕、四肢麻木、腹痛等铅中毒症状，重则可能损害肝、肾等脏器的功能。

3. 最"无奈"的伤害：斑秃和脱发

根据市场调查，绝大多数斑秃以及脱发患者往往是由于频繁染发而致病的，这是因为部分染发剂中的对苯二胺等苯系化合物能渗透进头皮的重要组成部分——毛小皮，并发生过氧化反应，进而导致头发干燥、断裂甚至脱发。

第一章
第二章
第三章
第四章
第五章
第六章
第七章

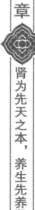
第一章 肾为先天之本，养生先养肾

虽然染发有风险，但是爱美的我们怎样才能将染发的危害降到最低呢？我们应该做到以下几点：

1. 不要在雾霾天染发

据国际权威科学杂志《材料》2013年2月的报道，染发剂含有害物质仲胺，它作为染料固定剂，可以让发色更稳定，但能渗透到头发和皮肤中，并停留数周、数月甚至数年。它能与烟草烟雾或空气中的废气发生反应，形成强致癌化学物亚硝胺。因此，雾霾天染发致癌风险更高。

2. 染发颜色不要太深太艳

根据科学研究显示，一般情况下，颜色较深或鲜艳的染发剂中对苯二胺的含量较高。含有对苯二胺的染发剂因染色效果更持久而更受青睐，但对头发头皮的伤害更大。半永久性或暂时性染发剂的染发效果一般洗发5~10次后就褪色了，但对身体的损害较小。

3. 尽量不要又染发又烫发

不少人为图方便，同时进行染发和烫发。其实烫发使用的药水多含有碱性成分和氧化剂，它们会破坏头发表层，使头发的内部结构失去保护，导致头发变黄、变脆，失去弹性和光泽。若此时染发，对已经受损的头发无疑是雪上加霜。最重要的是，烫发的高温往往是帮助有害毒素进入皮肤的催化剂，所以说为了我们的身体健康，尽量不要同时进行染发、烫发。

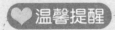 温馨提醒

不宜染发的人群

以下几类人群，是必须禁止染发的：

● 体质或者皮肤极度敏感者，染发剂中的任何一种成分都可能诱发其过敏。

●头皮有伤口的人，比如患有湿疹、疖肿、溃疡等皮肤破损或皮肤病的人，染发剂的有害物质更易经伤口被吸收至体内。

●年老体弱、肝肾功能不全的人，他们的机体解毒能力下降，一旦染发，对身体的伤害会成倍增加。

●正在妊娠、哺乳的女性，妊娠期女性机体更敏感，染发更容易导致过敏。

●有癌症家族史的人，这部分人群比一般人更易患上肿瘤，应避免接触有害物质，所以更不应该染发。

第一章
第二章
第三章
第四章
第五章
第六章
第七章

白发转黑的食疗方

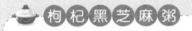 枸杞黑芝麻粥

【原料】枸杞子10克，黑芝麻30克，粳米80克，糯米20克，糖桂花、冰糖各适量。

枸杞子

【做法】上述材料洗净，枸杞子泡软，糯米提前浸泡2小时；将水煮开后，放入粳米、糯米、黑芝麻；用文火将粥煮得黏糯后，放入冰糖和枸杞子煮至冰糖溶化即可；食用时浇上适量糖桂花。

【功效】补肝肾，益气血。适用于头发早白、脱发及便秘等病症属阴虚燥热者。

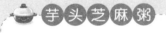 芋头芝麻粥

【原料】鲜芋头20克，粳米80克，黑芝麻、玉米糁、白糖各适量。

【做法】粳米洗净，泡发30分钟后，捞起沥干水分；芋头去皮洗净，切成小块；锅置火上，注入清水，放入粳米、玉米糁、芋头用武火煮至粥熟；放入黑芝麻，改用文火煮至粥成，调入白糖即可食用。

【功效】芋头有益胃宽肠、通便散结、补益肝肾的功效；芝麻有补肝益肾、润燥滑肠、美发乌发的作用。二者与玉米糁、粳米共煮成粥，乌发美发的功效更好。

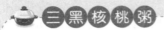

三黑核桃粥

【原料】黑米50克，黑豆20克，黑芝麻、核桃仁各15克，红糖适量。

【做法】黑米、黑豆洗净泡一晚上；将黑豆、黑米放入砂锅中，加入清水，武火煮开，文火慢熬；黑芝麻炒熟后研磨成粉末状；粥好后，放入黑芝麻粉、红糖武火煮两三分钟即可。

【功效】常食此粥能乌发、润肤、美容。适合须发早白、头晕目眩及贫血患者食用。

首乌核桃黑米粥

【原料】何首乌30克，核桃仁15克，黑芝麻20克，黑米100克，冰糖适量。

【做法】上述材料洗净，将何首乌入砂锅煎取浓汁，去渣取汁，与黑米、黑芝麻、核桃仁同煮成粥。待粥将熟时，加入冰糖，再煮一二沸即成。

何首乌

【功效】此粥有益肝肾、抗衰老、乌须发的功效，适用于肝肾不足所致的须发早白、脱发，以及老年性高脂血症、动脉硬化等病症。

【注意】大便稀溏者忌食此粥；服粥期间，忌吃葱、蒜、萝卜、羊肉；有龋齿者忌食。

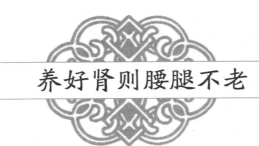

养好肾则腰腿不老

 ## 腰腿酸痛可能是肾虚惹的祸

一提到腰腿酸痛，人们就会联想到肾虚。中医学认为，腰为肾之府。肾主骨生髓，肾精亏损，则腰脊失养，导致腰部隐痛缠绵，酸胀乏力，腰腿酸软，局部喜按喜暖。肾虚所致的腰腿酸痛多为先天禀赋不足，后天久病体虚或劳累太过，或房事不节，或年老体衰，肾精亏损无以滋养腰腿而发生疼痛。肾虚导致的腰酸腿

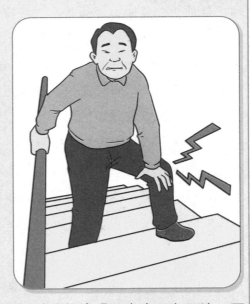

痛无明显和固定的压痛点，无明显运动功能障碍，本病日久不治，可出现身高降低和驼背。X线摄片除呈骨质疏松征象外，无其他骨质病变。严重者腰椎可形成压缩性骨折及双凹样改变。

 ## 腰酸腿痛不一定就是肾虚

腰酸腿痛有可能是肾虚惹的祸，但并非所有的腰酸腿痛都由肾虚引起。腰酸腿痛还可能由腰椎间盘突出、腰肌劳损、肾结石、急性腰

第一章
第二章
第三章
第四章
第五章
第六章
第七章

扭伤等疾病引起，建议不明原因腰痛的患者及时去医院诊治。即使是肾虚，也有阴阳之别，应对症治疗。

 防治腰腿痛的注意事项

防治腰腿痛应注意以下几个方面：

1. 加强腰部锻炼

多进行腰部锻炼，能延缓腰部骨骼、关节、肌肉的老化，使肌肉附着处的骨突增大，改善腰部血液循环及代谢，使骨外层的密度增厚，骨质更加坚固，延缓骨质疏松等，能加强关节的韧性，提高脊柱和关节的弹性及灵活性。按照中医的经络学说，脊柱是督脉循行所过之处，而"督脉贯脊属肾""督脉流畅，则肾气旺盛"。经常进行腰部锻炼，有利于肾气充盈。"肾藏精"，肾气旺，则精力充沛，元气旺盛，人体就能保持健康。经常锻炼腰部，还能改善肾脏的血液供应，有利于肾脏代谢废物的排除。

有利于锻炼腰部的运动项目很多，如太极拳、健身气功、八段锦、易筋经、五禽戏等，这些运动以腰为轴，能促进腹腔血液循环，还能延缓腰部骨骼、关节、肌肉、韧带的老化，防止由此引起的一些病症。

2. 劳逸结合

在日常生活中，要注意劳逸结合，有劳但不过劳。唐代百岁名医孙思邈曾说："养性之道，常欲小劳，但莫大疲及强所不能堪耳。"若劳作过度，强做力所不及之事，则会使气耗而形伤。只有"形劳而不倦"，才能有利于养肾，避免腰痛的发生。

3. 避免寒湿、湿热侵袭

腰痛患者应改善阴冷潮湿的生活、工作环境，勿坐卧湿地，勿冒雨涉水，劳作汗出后及时擦拭身体，更换衣服，饮姜汤水驱散风寒。

4. 保持正确姿势

日常生活中尽量不要违背人体生理结构，如睡、站、坐的姿势要正确；桌椅、枕头高度要适宜；穿着宜宽松；下蹲时应挺直胸部，站起时要用腿部的力量而不是用腰部的力量；抬举东西要量力而行；注意避免跌、仆、闪、挫。久坐的人要使背部紧靠椅背，以使腰部肌肉得到支撑，还要注意每隔一段时间站起来活动一下腰腿。

5. 避免肥胖

肥胖会给脊椎带来过大的负荷，同时由于腹肌松弛而不能对脊椎起到支撑作用，甚至使脊椎发生变形，这对脊椎的健康带来很大的危害。

6. 合理饮食

腰痛患者如进食过多的肉类、蛋白质或腌渍物，则产生大量氮素，增加肾脏负担。酒和强烈刺激性食物也不能摄取过度，每日饮水也不能太多、太快，尤其是不可多饮冷饮，以免增加心脏和肾脏负担。

7. 合理用药

不少药物主要通过肾脏排泄。中老年人多有动脉硬化，肾的血流量也相应减少，肾小球的滤过率降低，药物、代谢废物等滤过减少，容易在体内蓄积而危害人体健康，特别是肾功能明显下降的老人，用药更应慎重。切不可滥用有肾功能损害的药物。

已患腰痛的患者除配合医生积极治疗及注意上述事项外，腰部用力更应小心，必要时卧床休息或戴腰托，以减轻腰部的受力。根据腰痛的情况，可局部进行热熨、冷敷等，慢性腰痛者宜配合按摩、理疗促进其康复。湿热腰痛慎食辛辣醇酒，寒湿腰痛慎食生冷寒凉食品。

第一章
第二章
第三章
第四章
第五章
第六章
第七章

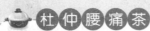 **腰痛食疗验方之茶饮**

杜仲腰痛茶

【原料】杜仲叶12克，绿茶3克。

【做法】将杜仲叶切细，与茶叶同泡，沸水冲泡10分钟即可。代茶饮用。

【功效】补肝肾，强筋骨。适用于脾肾阳虚引起的腰膝酸痛、尿频尿急等症。

巴戟牛膝茶

【原料】巴戟天20克，怀牛膝15克。

【做法】将上2味研为粗末置于瓶中，冲入适量沸水浸泡，闷20分钟即可。频频饮服，可配合热黄酒同喝，1日内饮完。

【功效】温补肾阳，强腰健膝。适用于腰酸冷痛、膝软无力、手足不温等症。

【注意】阴虚火旺、中气下陷者不宜饮用。

巴戟天

胡桃壮腰茶

【原料】胡桃仁10克，绿茶15克。

【做法】胡桃仁和绿茶一同捣成细末，加蜂蜜适量放入茶中，用沸水冲泡即可。代茶饮用。

【功效】温肾纳气，充旺元阳。适用于肝肾亏虚引起的男子滑精早泄等症。

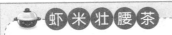 **虾米壮腰茶**

【原料】虾米10克，绿茶3克。

【做法】将虾米与茶叶一同放入茶杯，用沸水冲泡15分钟即可。代茶饮用。

【功效】温肾壮阳。适用于肾虚之腰痛、阳痿滑精等症。

 腰痛食疗验方之药酒

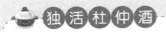 **独活杜仲酒**

【原料】独活、熟地黄、川芎各9克，炒杜仲、当归各18克，丹参20克，米酒2000毫升。

【做法】先将前6味切碎，入布袋扎紧，置容器中，加入米酒，密封，浸泡7日后，去渣即成。口服，不拘时候，每次温服20毫升。

【功效】滋阴活血，祛风除湿，温经止痛。适用于腰腿冷痹、疼痛等症。

独活牛膝酒

【原料】独活、川牛膝、白芍、党参、秦艽各12克，桑寄生、川芎、防风各8克，杜仲、当归、生地黄各20克，茯苓16克，甘草、肉桂、细辛各6克，白酒600毫升。

【做法】将前15味捣碎，置容器中，加入白酒，密封，浸泡14日后，过滤去渣，即成。不拘时口服，每次10~15毫升。

【功效】补气血，养肝肾，祛风湿，止痹痛。适用于腰膝酸痛、肢体麻木等。

第一章
第二章
第三章
第四章
第五章
第六章
第七章

第一章 肾为先天之本，养生先养肾

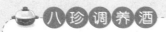

八珍调养酒

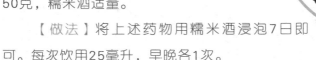

茯苓

【原料】五加皮400克，红枣（去核）、核桃肉、生地黄各200克，茯苓、白芍各100克，当归、白术各150克，人参50克，糯米酒适量。

【做法】将上述药物用糯米酒浸泡7日即可。每次饮用25毫升，早晚各1次。

【功效】和气血，养脏腑，调脾胃，强精神。适用于肾虚之腰部病症。

乌梢蛇混合酒

【原料】乌梢蛇10克，乳香、川芎、独活、木瓜、没药各15克，当归20克，川芎、牛膝各6克，杜仲、松节、五加皮各12克，麝香1克，白酒1000毫升。

【做法】上述药物浸泡在白酒瓶中，泡1个月后即可服用。早晚各服10毫升。

【功效】益肾壮阳，健腰通络。适用于风寒湿痹、肝肾不足者。

双乌止痛酒

【原料】制川乌、草乌、红花各10克，川芎、当归、牛膝各15克，黄芪18克，白酒1000毫升。

【做法】将上述药物加白酒浸泡7日后服用。每次服10~25毫升，早晚各1次。如感觉口舌发麻宜减量。

【加减】兼肩臂痛者加羌活15克，颈项痛者加葛根30克，腰膝酸软者加杜仲10克。

【功效】温经活血，益气止痛。适用于腰腿痛而无关节红肿发热的患者。

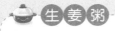 温馨提醒

药酒并不是泡得越久越好。药酒储存有一定期限，一般是3~5年。若时间过长，药品质量不能保证。在喝药酒之前应该了解相关情况，以免饮用不当损害健康。以上药酒服用前，请咨询医生，切勿盲目饮用。

腰痛食疗验方之药粥

生姜粥

【原料】粳米50克，生姜5片，连须葱数根，米醋适量。

【做法】生姜捣烂与粳米同煮，粥将熟时加葱、醋调味，搅匀即可。每日2次，温热食用。

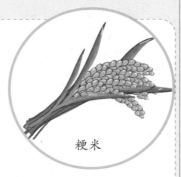
粳米

【功效】祛风散寒。适用于寒湿型腰腿痛。

威灵仙粥

【原料】威灵仙12克，香米50克，姜汁1匙，蜜3大匙。

【做法】文火熬熟，下姜汁、蜜，搅匀即可。空腹食用。

【功效】祛风，散寒，通痹。适用于寒湿型腰腿痛。

第一章
第二章
第三章
第四章
第五章
第六章
第七章

第一章

肾为先天之本，养生先养肾

杭芍桃仁粥

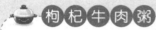

桃仁

【原料】杭白芍20克，桃仁15克，粳米60克。

【做法】白芍用水煎熬，去渣取液，再把桃仁洗净，捣烂如泥，加水研汁去渣，两汁液混合与粳米同煮，粥成即可食用。早晚各食用1次。

【功效】活血，养血，通络。适用于气滞血瘀型腰腿痛。

枸杞牛肉粥

【原料】牛肉丁50克，糯米100克，枸杞子20克，精盐适量。

【做法】牛肉丁、糯米共煮粥，待粥煮好时放入枸杞子，再煮一二沸，加入精盐适量，调味后即可食用。每日2次，温热食用。

【功效】滋阴补肾。适用于肝肾亏虚型腰腿痛，尤其适用于腰酸腿痛、下肢痿软者。

哪些人容易患上肾病

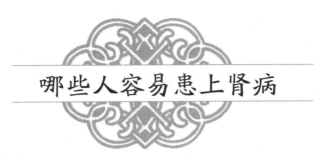

先天不足的人

提起先天不足，人们就会想到早产儿，其实先天不足的范围很广，包括因为种种原因而早产的孩子，也包括因为环境等原因在母体内得不到充足滋养的孩子。

有科学研究显示，人类的肾脏疾病往往与胎儿和婴幼儿期间的健康、营养状况有很大关系。婴幼儿期间生长发育缓慢、营养状况不佳者在成年之后罹患肾脏疾病的风险较一般人要高很多。所以，预防肾脏疾病，降低肾脏疾病的发病率就要从"小"做起。作为一个合格的爸爸或者妈妈，不但要保证怀孕期间胎儿的正常发育，而且在怀孕期间要戒烟戒酒，尽量不要染发、化妆，更不能频繁接触大量化学药品，以免这些物质"祸害"宝宝的健康，除此之外，要积极进行疾病防治，为保养肾脏打下良好的基础。

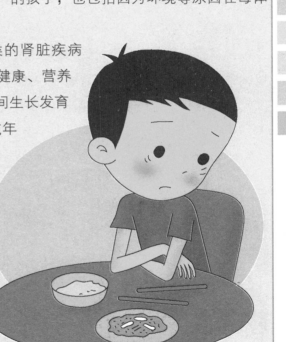

第一章
第二章
第三章
第四章
第五章
第六章
第七章

第一章

肾为先天之本，养生先养肾

网络上流行一句话叫作"不会作就不会死"，很多先天不足的孩子往往是父母"作"出来的，很多父母或是为了追求所谓的"命运"或是为了图个吉利，往往不等"瓜熟蒂落"，就通过剖宫产提前将孩子生产出来，从而人为地导致了孩子的先天不足，给孩子的肾脏健康埋下隐患。

还有一些父母为了追求一胎多胞，往往会注射促排卵药物，虽然这样提高了怀多胞胎的概率，但是原本只够滋养一个孩子的母体，现在却因为人为的原因而要滋养两个甚至多个孩子，那么，出现先天不足的情况是必然的了，严重的还会导致心脏疾病，乃至夭折。

经常熬夜的人

熬夜和肾病的发生关系密切，经常熬夜的人，身体机能就会发生紊乱。熬夜的时候，明明已经疲劳的肾脏还要打起精神来支撑我们在夜间的学习和工作，这就必然导致激素水平、心率以及与睡眠有关的其他生理紊乱，进而损害肾脏。除此之外，几乎所有肾脏患者都有情

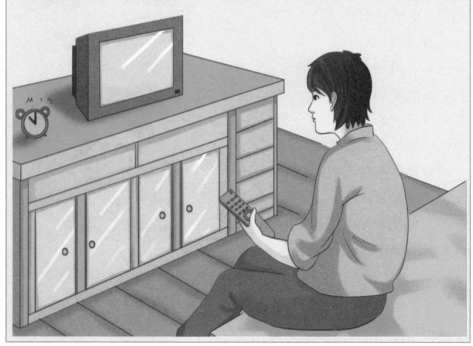

绪不稳的问题，而相当一部分情绪不稳的人都有睡眠方面的问题，比如心情沮丧的人经常在凌晨时醒来，而且再也无法入睡。除此之外，有研究显示缺乏睡眠还会引发肾炎。健康的人如果极度缺乏睡眠，甚至会因为肾水不能压制心火，导致心火上炎，甚至可能会导致进入精神疾病的偏执和幻觉阶段。患有疼痛性疾病的人若经常熬夜，会因为缺乏睡眠，而更关注身上的疼痛，也许会增加止痛药的服用量，而这样做却成了肾损害的一个重要因素。

精神压力大的人

随着社会竞争和工作压力的增大，每个人都面对着越来越沉重的压力，成人们为了提升自己，在业余时间进行各种各样的学习；家长们为了培养孩子，给孩子报各种各样的培训班，使青少年的生活没有规律。这一系列的压力所导致的直接后果就是患有肾病的人越来越多，肾脏疾病的发病年龄也越来越年轻化。

精神压力过大会导致肾脏疾病，其主要原因就是过大的精神压力会严重影响人体的气血运行，气血运行受阻，肾脏得不到有效的滋养，自然就会患病了。

与此同时，大多肾病具有隐匿性，而在巨大的精神压力下，人们往往会忽略自身的症状，导致延误病情。一旦出现明显症状时，肾脏已经受到严重损害了。临床上经常见到这样的情形：当患者意识到自己得了肾病的时候却已经错过了治疗的黄金时期，导致疾病迁延难愈。

经常吸烟、酗酒的人

随着社会竞争日益激烈，一些人或是为了排解心中的郁闷，或是由于个人生活习惯而过度饮酒、吸烟，加上平日缺乏体育锻炼，所以这部分人患肾脏疾病的风险较高。

第一章
第二章
第三章
第四章
第五章
第六章
第七章

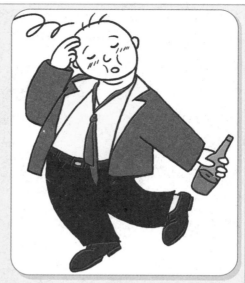

祖国医学和西方医学都赞同一个观点，那就是吸烟、酗酒容易引发肾病。临床调查结果显示，长期吸烟、酗酒的人的肾病发病率比普通人高约4倍，在个别国家和地区甚至高达8倍。

吸烟、酗酒危害肾脏的原因很简单。人体在进化过程中，并没有进化出能够分解、代谢香烟和酒精中的毒素的能力，这些毒素一旦被摄入人体，必然会对人体造成危害，即使暂时没有显现出危害，也只是因为人体有着一定的耐受力而已，最重要的是，肾脏是人体主要的过滤毒素的器官，吸烟、酗酒所产生的毒素都需经过肾脏的过滤，但是人体处理这些毒素的能力又是有限的，因此日久天长，必然会有大量的毒素堆积在肾脏当中，久而久之就会引发肾病。

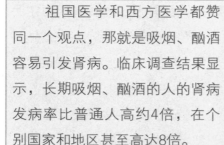 久坐不动的人

久坐不动的生活方式正在影响我们的健康。许多人的工作方式就是整天坐着，如会计、编辑、打字员、驾驶员、裁缝等。久坐不动，不仅会让脂肪堆积，而且会让肾脏产生一系列的问题。久坐不动会压迫位于臀部和大腿部的膀胱经，造成膀胱经气血运行不畅，导致膀胱功能失常，而肾与膀胱相表里，从而引发肾功能异常，所谓"久坐伤肾"就是这个道理。

此外，久坐使脑供血不足，导致脑部氧和营养物质的供应减少，加重人体乏力、失眠、记忆力减退等症状并增大患阿尔茨海默病（旧称老年性痴呆）的可能性。久坐不动会引发全身肌肉酸痛、颈部僵硬和头痛头晕，加重腰椎和颈椎疾病的症状。久坐还可使直肠附近的静

脉丛长期充血，淤血程度加重，从而使人的痔疮加重，导致大便出血、肛裂等症。

💗温馨提醒

连续工作1小时以上，应停下手中的工作稍稍活动一下，做一些伸展及转头、转体运动，工作之余要参加羽毛球、乒乓球等体育锻炼，慢跑、快走、游泳更是全身运动的好方式。上班族要尽量将腰背紧贴并倚靠椅背，可在腰部放置一个小靠垫，托起腰部，这样使腰骶部的肌肉不会太疲劳。

🪭 性生活频繁的人

研究结果显示，性生活过度与肾脏感染性疾病以及肾病发作之间有直接的关系。其中，频繁性交是肾脏感染性疾病常见的致病因素。

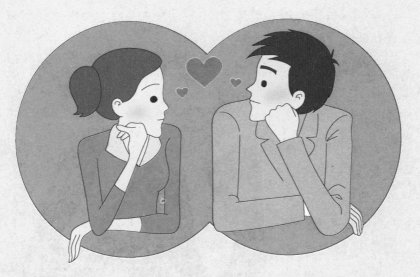

中医学认为，天人合一，也就是说，人的身体就像大自然一样，资源和矿产都是有限的，如果一味贪色纵欲，必然导致精气外泄，肾气不足，出现精神不振、腰酸腿软、体虚乏力、头晕耳鸣、口渴盗汗、睡眠质量下降、抵抗力减弱等症，从而百病滋生，寿命缩短。因

第一章
第二章
第三章
第四章
第五章
第六章
第七章

第一章 肾为先天之本，养生先养肾

此，人应该节欲，固本培元，使自己精力旺盛，抵抗力增强，从而百病不侵，寿命绵长。中国民间俗话说的"多妻多妾死得快"，虽然语言粗俗，却很有道理。

有临床数据显示，每周性生活超过3次的人较一般人容易发生肾脏感染性疾病。一般来说，每周性生活达4~5次，或每次性生活时间太长，都算在"过度"之列。过度性生活造成细菌侵入尿道甚至上行到膀胱，甚至导致女性上尿路感染。

除此之外，很多标榜"个性解放，爱情自由"的女性也要注意，频繁地更换性伴侣及使用避孕药等也容易导致肾病的发生。

老年人

老年人之所以会发生肾病，主要是因为随着年龄的增长，人体各个脏器逐渐开始老化，肾脏也不例外。据统计，从40岁开始，绝大多数人会出现全身各器官功能减退，肾脏的组织结构也会渐渐发生改变，肾功能随之衰退。

由于肾脏的功能减退是缓慢地随年龄增长而发生的，因此在老年前期，甚至老年期，若无明显病理因素刺激，绝大多数人的肾功能检查也可以完全正常。但是如果此时不加以保养，在老年阶段，肾脏受衰老和疾病的双重影响，发生病变的可能性极大。

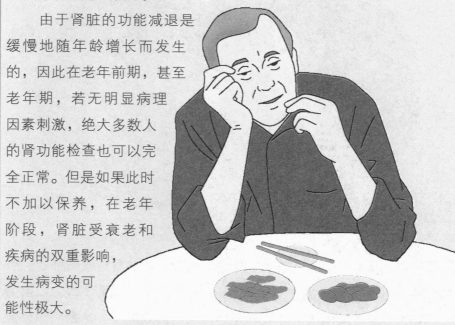

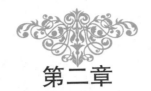

第二章

智慧养生，养肾是一个系统工程

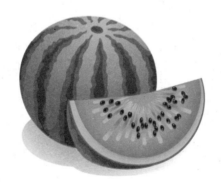

中医学认为，肾脏与其他脏腑具有十分密切的关系，一旦肾脏出现问题或发生疾病，则会引起其他脏腑出现症状或征兆，因此，养肾是一个系统工程。基于此，我们有必要对肾脏与其他脏腑的关系有一个大概的了解。

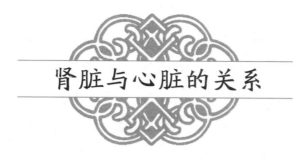

肾脏与心脏的关系

 ## 肾与心的生理病理联系

肾位居于人体之下，属阴，五行属水；心位居于人体之上，属阳，五行属火。肾与心之间具有相互依存、相互制约的关系。

1. 肾与心在生理上的联系

在正常情况下肾水须上济于心，以资心阴，从而防止心阳过亢；而心火则应当下降于肾，以助肾阳温肾水，使肾水不寒。心肾之间的这种正常的相互帮助、相互制约的关系，被称为"心肾相交"。心肾相交是对心肾两脏相互依存、相互制约的生理功能的高度概括。心肾水火相交既济，从而使心肾两脏的生理功能保持协调平衡。

心与肾精血同源。心主血，肾藏精，心与肾精血之间也存在着相互资生、相互转化的关系，这为心肾相交奠定了物质基础。

心与肾精神互用。心藏神，为人体生命活动的主宰，神全可以益精。肾藏精，精舍志，精能生髓，髓汇于脑。积精可以全神，使精神内守。精能化气生神，为神气之本；神能驭精役气，为精气之主。人的神志活动，不仅为心所主，而且与肾密切相关。总之，精是神的物质基础，神是精的外在表现。

2. 肾与心在病理上的联系

在病理变化上，心肾病变可以相互影响。如肾水不足，无以上济心阴，心阴不能制约心阳，则心阳独亢于上，肾水亏于下，称之为心肾不交，主要表现为心悸、失眠、多梦、心烦、耳鸣、腰膝酸软，或男子梦遗、女子梦交等症；肾精亏损，脑髓空虚，心血不足，血不养神，产生精血亏虚、神失所养的病变，出现健忘、头晕、耳鸣、失眠、多梦等病症；肾阳虚损，不能温化水液，阳虚水泛，上凌于心，称之为"水气凌心"，主要表现为畏寒、面色苍白、水肿、尿少、心悸等症。

第一章
第二章
第三章
第四章
第五章
第六章
第七章

♥温馨提醒

所谓心肾不交，就是因为心肾失调导致的病理现象。按照中医五行理论，心属火，肾属水。在正常情况下，心火可以下降于肾，使肾水不寒，而肾水又可以上济于心，使心火不亢，心火和肾水相互协调，从而使水火既济，阴阳水火保持动态平衡。但是，在日常生活中，很多人会因为久病不愈、忧思过度、胸中抑郁以及沉溺于声色犬马导致心火亢盛、心神不宁，同时进一步损耗肾水，消耗全身津液。

但是，很多心肾不交的患者，尤其是一些长期耽于声色的患者，往往会出现头晕目眩、耳鸣、腰酸腿软的现象，此时如果滥用补药，无异于饮鸩止渴，让本来就虚弱的身体再次透支，导致身体更加虚弱，甚至会危及生命。

对于心肾不交的患者，以药物补养或者治疗固然是一方面，但是更重要的是让患者形成良好的生活习惯，尽量避免熬夜。同时，还要求患者积极参加有益的户外运动和社会活动，以放松紧张的神经和心情。

心肾不交的患者往往会有失眠症状，对于这类患者，要保证居室环境安静清洁，温度湿度合适，隔音条件良好，从而保证其得到充分的休息。

第二章 智慧养生，养肾是一个系统工程

🪭 怎样既能养肾又能养心

肾水的上升济心离不开肾阳的鼓动，心火在心阴的凉润之下，才能下降于肾。

按照中医五行理论，心属火，肾属水，只有心火与肾水之间保持正常平衡的互动，才能保证心肾两脏阴阳动态平衡。心肾之间的平衡一旦失调，就会出现失眠多梦、头晕耳鸣、咽干唇燥、腰酸腿软、贫血等症状。所以，合理的补肾不仅可以养心，而且有益于人体多个组织器官，从根本上调节人体功能，让身体的亚健康状态得到改善。

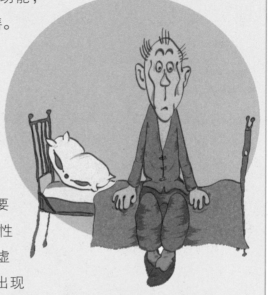

　　想要同时养心又养肾，首先要区分自己的体质，一般来说，阴虚者大多脸色发红，手足心较为温暖，尤其是夏天的时候，身边的人都能感觉阴虚者蒸腾出来的热气，对于这一部分人，就要选择玉竹、石斛、西洋参等性凉滋阴的药物补益心肾；阳虚者大多怕冷，在冬天经常会出现四肢冰冷，手脚长时间暖和不过来的情况，这种情况可以采用热性药物来滋补，但是尽量不要用热性过大的中药，如肉桂、人参、鹿茸等进行滋补，因为心属阳，一味用燥热之物，必然会导致心火过盛，不利于心脏的保养，严重者还会危及生命。

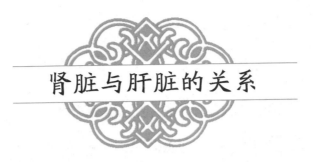

肾脏与肝脏的关系

第一章
第二章
第三章
第四章
第五章
第六章
第七章

 肾与肝的生理病理联系

肾属水，肝属木。肾藏精，肝藏血；肾主闭藏，肝主疏泄。肾与肝之间具有相互滋养、相互制约的关系。

1. 肾与肝在生理上的联系

肾与肝的关系主要表现在精血互生、藏泄互用、阴液互养3个方面。

（1）精血互生

精血互生 —— 肝藏血——血能化精 / 肾藏精——精能生血 —— 精血同源于水谷精微——精血同源，同盛同衰

肾藏精，肝藏血，精血相互滋生。在正常生理状态下，肾精依赖肝血的不断补充，而肝血又依赖肾精的滋养。肾精与肝血之间可互相资生、相互转化。肾精和肝血均源于脾胃消化吸收的水谷精微，故又称"精血同源"。

（2）藏泄互用

肝主疏泄——主精气之转输排泄 / 肾主闭藏——主精气之封闭贮藏 —— 相辅相成，藏泄有度 —— 女子月经及排卵 / 男子排精

肾主闭藏，肝主疏泄，肾与肝之间存在着相互为用、相互制约、相互调节的关系。肾之闭藏与肝之疏泄之间是相辅相成的。肾气闭藏

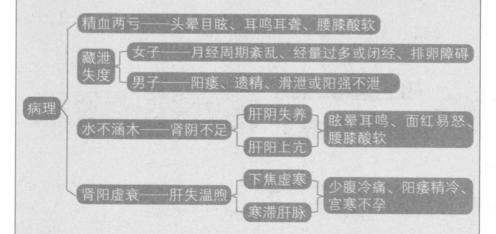

可制约肝之疏泄太过，也可助其疏泄不及，肝气疏泄也可使肾气闭藏而开阖有度。

（3）阴液互养

阴液互养——肾阴充盛滋养肝阴，使肝阳不致上亢／肝阴滋助肾阴的再生——母子相生，水能涵木

就五行学说而言，肾属水，肝属木。水为母，木为子，这种母子相生关系，称为水能涵木。水能涵木，指肾阴能涵养肝阴，使肝阳不致上亢；反过来，肝阴又可资助肾阴的再生。在肾阴和肝阴之间，肾阴是主要的，只有肾阴充足，才能维持肝阴与肝阳之间的动态平衡。

2. 肾与肝在病理上的联系

病理
藏泄失度——精血两亏——头晕目眩、耳鸣耳聋、腰膝酸软
女子——月经周期紊乱、经量过多或闭经、排卵障碍
男子——阳痿、遗精、滑泄或阳强不泄
水不涵木——肾阴不足——肝阴失养／肝阳上亢——眩晕耳鸣、面红易怒、腰膝酸软
肾阳虚衰——肝失温煦——下焦虚寒／寒滞肝脉——少腹冷痛、阳痿精冷、宫寒不孕

在病理上，肝肾之间常常相互影响。如肝肾两亏，即精血两亏就会导致头晕目眩、耳鸣耳聋、腰膝酸软；如藏泄失度，对于女子来说，就会导致月经周期紊乱、经量过多或闭经、排卵障碍等，对于男子来说，就会导致阳痿、遗精、滑泄或阳强不泄等；如水不涵木，就会导致肾阴不足，进而导致肝阴失养、肝阳上亢，出现眩晕耳鸣、面红易怒、腰膝酸软等症；如肾阳虚衰，就会导致肝失温煦，进而导致下焦虚寒、寒滞肝脉，出现少腹冷痛、阳痿精冷、宫寒不孕等症。临

床上，肝或肾不足，常常肝肾同治，或滋水涵木，或补肝养肾，或泻肝肾之火，这就是以肝肾同源理论为依据的。

怎样既能养肾又能养肝

《黄帝内经》称："肝者，将军之官，谋虑出焉。"肝主疏泄，有疏通、条达、升发、舒畅的功能特性，能调畅全身的气机。肝藏血，同时有贮藏血液和调节血流量的作用。

肝藏血，肾藏精，精能生血，血能化精。肝血有赖于肾精的资助，肾精足则肝血旺，肾精亦有赖于肝血的滋养，肝血旺则肾精充。肝血不足则会引起肾精亏损。同样，如果肾精亏损也会导致肝血不足，出现头晕、目眩、耳鸣、腰酸等问题。肝肾之间的关系非常密切，有"肝肾同源""精血同源"之说。

因为肝肾都是人体的解毒、排泄器官，所以如果想既养肝又养肾的话，就不要给肝肾增加负担，也就是说要尽量少吃重口味食品、高蛋白食品、腌制食品以及不吃霉变食品。成年男女应该避免服用壮阳补肾药或者美容药物，避免给肝肾增加负担。

下面介绍两大保养肝肾的方法。

第一章
第二章
第三章
第四章
第五章
第六章
第七章

第二章

智慧养生，养肾是一个系统工程

鸣天鼓

【具体方法】双手掌用力相搓，使掌心产生热量，然后两手掌分别按于两耳，掌心对准耳道，同时两手的食指、中指和无名指分别轻敲脑后枕骨；两掌轻轻用力，缓慢地重按双耳，再缓缓地放开。反复操作数次。

【保健功效】鸣天鼓可活跃肾脏，具有护肝、明目、强身的功效，中医专家强调，此法特别适用于肝肾阴虚的老人。

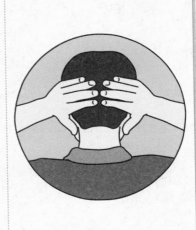

搓弹双耳

【具体方法】两手分别轻捏双耳的耳垂，再搓摩至双耳垂发红发热，然后揪住耳朵往下拉，再放手让耳垂弹回。每日2～3次，每次20下。

【保健功效】中医专家认为，肾藏精，开窍于耳，耳部的很多穴位可用于治疗肾脏疾病。因此，经常搓弹双耳可起到健肾壮腰、养身延年的作用。

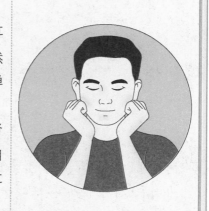

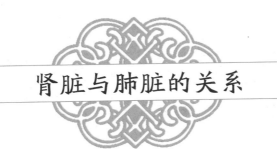

肾脏与肺脏的关系

 肾与肺的生理病理联系

肾位于人体腰部，脊柱两旁，紧贴腹后壁，左右各一；肺位于胸腔之内，膈的上方，左右各一，上连气道，并通过口鼻与外界相通。

1. 肾与肺在生理方面的联系

肾属水，肺属金，金生水，故肺肾之间的关系称为金水相生，即肺肾相生。肺为水上之源，肾为主水之脏；肺主呼气，肾主纳气。因此，肺与肾的关系，主要表现在水液代谢和呼吸运动两个方面。又由于金能生水，水也能润金，故又体现于肺阴与肾阴之间的关系。

维持呼吸：肺主呼气，肾主纳气

⟷

肺　　　水液代谢：肺输布水液，肾蒸化水液　　　**肾**

⟷

阴液互资：肺阴滋肾阴，肾阴养肺阴

呼吸方面：肺司呼吸，肾主纳气，人体的呼吸虽为肺所主，但仍然需要肾的纳气功能来协助。只有肾的精力充沛，吸入之气经过肺的肃降，才能使之下归于肾，肺肾相互配合，才能完成呼吸的生理

第一章
第二章
第三章
第四章
第五章
第六章
第七章

活动。

水液代谢方面：肺为水之上源，肾为主水之脏。肺主行气而通调水道，水液只有经过肺气的宣发和肃降，才能到达全身各个组织器官并下输膀胱，故称"肺为水之上源"。而肾阳为人体诸阳之本，其气化作用有升降水液的功能，肺肾相互合作，共同完成正常的水液代谢。在调节水液代谢中，肾主水液的功能居于重要地位，所以有水液代谢"其本在肾，其标在肺"之说。

阴液互资方面：肺与肾之间的阴液也是互相滋生的。肺属金，肾属水，金能生水，肺阴充足，输精于肾，使肾阴充盛，保证肾的功能旺盛。反过来，水也能润金，肾阴为一身阴液之根本，肾阴充足，循经上润于肺，保证肺气清宁，宣降正常。

2. 肾与肺的病理联系

肺与肾在病理上的相互影响，主要表现在呼吸异常、水液代谢失调等方面。

呼吸异常：若肾气不足，摄纳无权，气浮于上；肺气久虚，伤及肾气，而致肾失摄纳，均会出现气短喘促、呼多吸少、动则尤甚等症。这种现象称为"肾不纳气"或"气不归根"。治疗时必须用补肾纳气的方法。

水液代谢失调：肺失宣降，不能通调水道，累及于肾；肾阳不足，就会导致气化不利，水泛于肺。肺肾相互影响，导致水液代谢障碍，就会出现不得平卧、尿少、水肿等症。水液代谢障碍虽然与肺有关，但其根本在肾。由于肺肾在水液代谢过程中相互联系，相互影响，发挥着不同的作用，因此治疗水液代谢病变的关键是以肾为本，以肺为标。

怎样既能养肾又能养肺

想既养肾又养肺，应注意以下几个方面：

1. 正确饮水

虽然现在提倡一天喝8杯水，但是为了保证心肺健康，我们在饮水时，尤其是运动后饮水，绝对不能喝冰水，而应该喝温水，并且不能一次性大量饮用，最好小口慢饮，而且补水量也有讲究，应该按照"缺四补三"，即按补水量大致等于身体所缺水分的四分之三的原则进行补水，否则就会给心肺肾造成巨大负担。

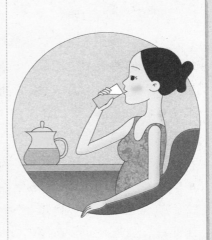

2. 保持心情愉快

在日常生活中，我们要尽量保持心情愉悦，以免心气不畅，肺气郁积，损伤肺肾。

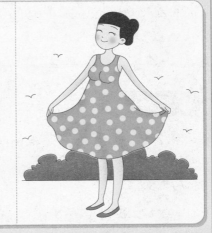

3. 加强体育锻炼

肺肾功能较弱的人应该尽量多参加体育锻炼来增强肺肾功能，但是也不能参加过于剧烈的体育活动，否则就会因供氧不足对身体造成伤害，引起昏厥，甚至危及生命。因此，肺肾功能较弱的人可以采用步行的方式锻炼身体，而且步行的速度和时间要根据自身条件而定。

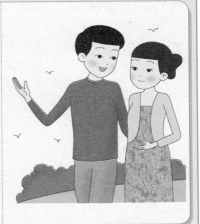

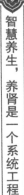

4. 注意饮食均衡

保养肺肾则需注意饮食的均衡，尤其是在暑热逼人、伤肾又伤肺的夏季，我们更应该均衡饮食，多吃富含维生素C的新鲜瓜果、蔬菜，少吃或者不吃胆固醇含量较高的食物（例如骨髓、动物内脏、蟹黄等），尤其要拒绝那些反式脂肪酸含量较高的食物，如人造黄油等；除此之外，我们还要注意少吃高盐、高糖等口味较重

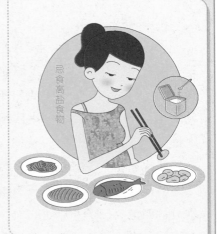

的食品，以免增加肺肾负担；除此之外，我们还可以在保证食物安全的前提下，适当补充一些药食两用的食物，如茯苓、黑芝麻、莲子、大枣等。

💗温馨提醒

调养肺肾的小妙招

松树、柏树的气息有着清心、净肺、安神、养肾的作用，所以，肺肾功能较弱的人可以在每天太阳升起两小时后以及太阳落山之前到松柏树林中呼吸新鲜空气。长期坚持可以改善肺肾功能，但是在松柏树林当中呼吸新鲜空气的时候，一定要注意避开11～14时太阳照射最强烈的时间。因为这段时间，松树、柏树的"毛孔"已经关闭，不会放出任何有益气体。

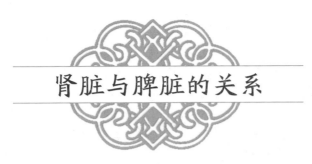

肾脏与脾脏的关系

 ## 肾与脾的生理病理联系

肾主藏精，为先天之本；脾主运化，为后天之本。肾主水液，脾主运化水液。

1. 肾与脾在生理方面的联系

肾与脾之间的关系主要表现在先天与后天相互促进及水液代谢方面。

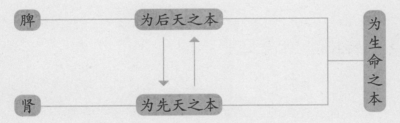

先天与后天相互促进：肾藏精，为先天之本，主人体的生长发育与生殖；脾主运化，为后天之本，为气血生化之源。先天与后天之间的关系是"先天生后天，后天养先天"。脾主运化，脾的运化全赖于脾阳的作用，但脾阳须依赖于肾阳的温煦才能强盛。肾藏精，但肾精必须得到脾运化的水谷精微不断滋生化育，才能充盛不衰，促进人体的生长发育与生殖。总之，脾胃为水谷之海，肾为精血之海。

水液代谢方面：肾司气化，脾主运化。脾主运化水液，为水液代谢的枢纽，须有肾阳的温煦蒸化；肾主水液，气化作用贯彻在水液代

第一章
第二章
第三章
第四章
第五章
第六章
第七章

第二章

智慧养生，养肾是一个系统工程

谢始终。肾司开阖，使水液的吸收和排泄正常，但这种开阖作用，又有赖于脾气的制约，即所谓"土能制水"。肾与脾相互协作，共同完成水液的新陈代谢。故说水液代谢"其本在肾，其制在脾"。

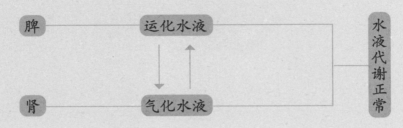

2. 肾与脾在病理方面的联系

病理上脾与肾相互影响，互为因果。临床上常见肾病传脾、脾病传肾而最终表现为脾肾同病的病理状态。如肾阳不足，不能温煦脾阳，致脾阳不振或脾阳久虚，进而损及肾阳，引起肾阳虚，两者最终均可导致脾肾阳虚。临床上主要表现为消化机能失调和水液代谢紊乱，如腹部冷痛、下利清谷，或五更泄泻、水肿等症。

怎样既能养肾又能养脾

要想养肾又养脾的话，我们应该多吃具有补脾作用的食物，但是由于肾脏是人体的排毒器官，因此为了不增加肾脏的负担，应该多吃性平味甘或甘温之物，也就是说营养丰富、容易消化的平补食品，如粳米、籼米、玉米、薏苡仁、番薯、豆腐等。忌吃性质寒凉、易损伤脾气的食品，不能吃味厚滋腻、容易阻碍脾气运化的食品。

值得注意的是，肾精不足是虚损病证，所以在用饮食养肾的同时，要联合药物治疗，同时要加强体育锻炼，才能获得理想的疗效。

下面推荐几款健脾补肾的食疗方：

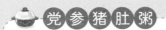 党参猪肚粥

【原料】党参30克，猪肚1具，麦冬20克，猪腰1对，地骨皮30克，粳米150克，葱白、精盐、味精各适量。

【做法】将党参、地骨皮、麦冬加工成粗末，用纱布包裹；猪肚、猪腰如常法洗净，与药袋一并置于砂锅中，加水适量，文火煮至猪肚熟透，弃纱布内药，加入淘净的粳米、葱白，用文火熬煮成粥，加精盐、味精调味即可食用。

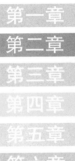

地骨皮

【功效】益脾胃，补肝肾。适用于脾肾不足而致的体倦乏力、不思饮食、腰酸腿软、小便频数、消瘦盗汗、手足心热等症。

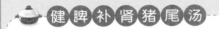 健脾补肾猪尾汤

【原料】猪尾1条，黑豆150克，大枣12枚，陈皮1块，精盐适量。

【做法】陈皮、黑豆浸洗干净；将浸洗干净后的黑豆用干锅炒至皮裂，过清水沥干备用；猪尾去毛斩件、洗净，连同其他材料一并放入煲内加水煮开，改用文火煲3小时，下精盐调味即可。

【功效】健脾补肾。

白果莲肉粥

【原料】白果仁、莲子各15克，粳米100克，白糖适量。

【做法】将白果仁、莲子用水浸泡，与洗净的粳米一同放入砂锅，共煮成粥，粥成调入白糖，煮至糖化即可。

【功效】健脾补肾，涩精止带。适用于脾肾气虚而致的腹胀腹

第一章
第二章
第三章
第四章
第五章
第六章
第七章

第二章 智慧养生，养肾是一个系统工程

泻、纳少乏力或冲任不固之带下淋漓等症。

　　【功效】湿热带下者忌用。

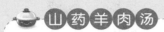 山药羊肉汤

　　【原料】羊肉500克，山药片150克，姜片、葱段、胡椒、料酒、精盐各适量。

　　【做法】将羊肉洗净切块，入沸水锅内，焯去血水；姜、葱洗净备用；山药片用清水浸透与羊肉一起置于锅中，放入适量清水，将其他配料一同投入锅中，大火煮沸后改用文火炖至熟烂，下精盐调味即可食用。

　　【功效】补脾胃，益肺肾。

健脾补肾汤

　　【原料】党参、白术、川续断、淫羊藿、白花蛇舌草、枸杞子各15克，黄芪30克，茯苓、虎杖各10克，黄精、山药各20克。

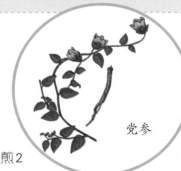

党参

　　【做法】将以上诸药用水煎服，水煎2次，混匀分2次口服，日服1剂，2个月为1个疗程。

　　【功效】健脾补肾，养肝强筋。适用于慢性乙型肝炎、肝硬化早期、肝功能异常证属脾肾两虚者。

肾脏与膀胱的关系

肾与膀胱的生理病理联系

肾居腰部，开窍于二阴，属阴，为主水之脏，与人体水液代谢密切相关。膀胱位于小腹，为主水之腑，属阳，具有贮尿、排尿的功能。

1. 肾与膀胱在生理上的联系

生理
- 肾为主水之脏，开窍于二阴——肾气的蒸化与固摄，影响尿液生成，控制膀胱开阖
- 膀胱为水腑，贮尿排尿——膀胱开阖有度，贮尿排尿及时

肾与膀胱相表里，二者通过经脉相互络属，在生理功能上相互配合。膀胱的气化功能，取决于肾气的盛衰，肾气有助于膀胱气化津液。膀胱有约束尿液的作用。肾气充足，气化正常，固摄有权，膀胱开阖有度，以维持水液的正常代谢。

2. 肾与膀胱在病理上的联系

病理
- 肾气虚弱
  - 蒸化无力 → 膀胱开阖失度 → 尿少、癃闭
  - 固摄无权 → 膀胱开阖失度 → 尿频、遗尿、尿失禁
- 膀胱湿热，上犯于肾——尿急、尿痛、尿血、腰痛
- 膀胱气虚，失于约束——小便频数、淋漓不尽、小便失禁

第一章
第二章
第三章
第四章
第五章
第六章
第七章

第二章 智慧养生，养肾是一个系统工程

肾与膀胱在病理上也是相互影响。如果肾气虚弱，膀胱气化失常，固摄无权，膀胱开阖失度，就可能出现小便不利或失禁、遗尿、尿频、癃闭等症；反过来，如果膀胱湿热，上犯于肾，则就出现尿急、尿痛、尿血、腰痛等症；如果膀胱气虚，失于约束，则会出现小便频数、淋漓不尽、小便失禁等症。

怎样既养肾又养膀胱

膀胱与肾相表里，膀胱的气化功能取决于肾气的盛衰，肾气有助于膀胱气化津液。肾与膀胱相互影响，所以养肾的同时也要养膀胱。而养膀胱的基础就是保证肾气的充足。

涵养肾气的要领有3点：

●适宜的运动能改善体质，活跃思维，强壮筋骨，促进营养物质的消化吸收，从而使肾气得到巩固。

●充足的睡眠也是恢复精气的重要保障，工作再紧张，烦心事再多，到了睡觉的时候也要按时休息。

●注意节制房事，才能达到阴阳调和。要知道，房劳过度会伤精，而"肾藏精"是肾的主要功能之一。因此，一定要量力而行，劳作有度，房事有节。这样才有助于养肾护肾。

一定要做到以上3点，否则吃再多补肾的药，养肾效果也不会好。

第三章

养肾护肾，会吃才是硬道理

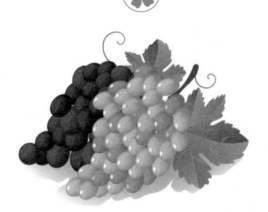

　　"病从口入"，饮食习惯决定人的身体情况。日常生活中不注重饮食习惯的培养，不注意饮食健康，势必会对肾脏造成伤害。因此，怎样吃才合理，怎样吃才有利于肾脏的健康，本章就告诉你答案。

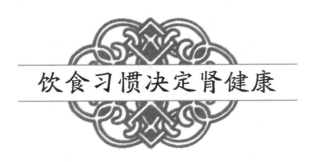

饮食习惯决定肾健康

饮酒助"性"不可取

很多人认为酒水可以助性，生活中有不少夫妻在性生活前为了增加情调，都爱喝上几杯酒，却不知这样不仅解决不了问题，而且可能带来更多的问题，如损伤肾功能，导致性冷淡、阳痿等。

酒精的主要成分是乙醇，乙醇的代谢产物乙醛与多巴胺合成阿片样物质，使人体先处于兴奋状态，接着逐渐转入抑制状态，此时不仅不能激发情欲，反而会加重肾脏的负担，导致性欲减退，妨碍性冲动的传递，乃至造成男子勃起困难或阴茎疲软，或引起早泄，使性交失败。因此，饮酒助"性"并不可取。

♥ 温馨提醒

据调查研究，酗酒者多为慢性酒精中毒者。他们的生殖系统不同程度地受到损害，精子成活率显著下降，睾酮浓度降低，阳痿发生率达45％～67％。妇女嗜酒会导致性功能紊乱，阴道分泌物减少，性交疼痛，快感和性高潮消失。因此，有人称酒精是破坏夫妻性生活和谐的"凶手"。

多喝水防肾结石

肾结石是泌尿外科常见的疾病之一，男性较女性多发，多发生于青壮年，肾结石的形成多由于尿液中各种盐因多种因素造成溶解和沉淀之间的失衡而导致的。

影响结石形成的因素有营养成分、水分的摄入等，其中预防肾结石最好的方法就是多喝水，这样才能冲淡尿液，避免结石沉淀。

尿量的多少由水分的摄入量决定，而每日的尿量在结石的形成中具有重要意义，有研究表明尿量小于1升/天时，形成结石的概率大大增加。

不过，虽然多喝水可以预防肾结石，但是什么时候补水也是有讲究的。

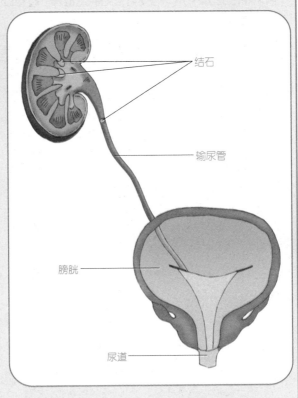

结石

输尿管

膀胱

尿道

第一章
第二章
第三章
第四章
第五章
第六章
第七章

很多人习惯早晨起床时喝一杯水，甚至很多人为了排泄顺畅，会选择喝淡盐水，事实上，睡前喝两杯水，完全可以有效预防结石的形成。因为结石的形成大多发生在夜间，所以睡前喝水，对预防肾结石有着事半功倍的效果。

❤温馨提醒

现在很多年轻人不喜欢喝水，多饮用可乐等软饮料、运动饮料，这些饮料普遍为酸性饮料，长期过度摄取，必然会给肾脏带来负担。除此之外，吃得太咸、太甜、太油，以及摄入过多的非乳制动物蛋白（肉类、禽类、海鲜）都会加重肾脏的负担。

第三章 养肾护肾，会吃才是硬道理

常吃大葱炒鸡蛋能温肾补阳

大葱炒鸡蛋一直是深受我国人民喜爱的佐餐菜品，但是大家对这道菜品的养生功效——温肾补阳肯定会感到陌生。

中医学认为，鸡蛋性平味甘，有养心安神、滋阴润燥、养血息风的作用，属于益肾填精的食物，是补充肾脏元气的重要营养品。我国民间妇女在坐月子的时候必须吃鸡蛋也是这个道理。

大葱是我国北方居民常常食用的药食两用的蔬菜和调料，有利肺通阳、发汗解表、通乳、定痛疗伤的功效，在中医中常常用于痢疾、腹痛、关节炎、便秘等症的治疗。除此之外，大葱还具有一种独特的香辣味，能促进唾液腺和胃腺分泌，增进食欲。常吃大葱可减少胆固醇在血管壁上的堆积，而且可以保证人体激素的正常分泌，还能有效刺激性欲，从而达到"壮阳补阴"的目的。

频繁吃火锅容易伤肾

冬天，天气寒冷，人们都喜欢吃火锅，专家提醒涮肉吃多了也会伤肾。火锅食材大多为高脂肪高热量食物，而且，吃火锅多是边吃边聊天，不知不觉中人就会摄入很多热量，加重肾脏的负担，影响肾脏的健康。

火锅汤底经过多次涮烫，其中含有大量的不利于健康的物质，这些物质都会对肾脏造成危害，部分吃火锅喜欢喝火锅汤底的人更是容易被火锅伤肾的高危人群。

进食快餐易伤肾

便捷的快餐已经成为现在许多年轻人就餐的选择。固然，大多数人都知道快餐吃多了对身体有害无益，而且容易发胖，但大多数人不知道，快餐吃多了，最容易受伤的是肾脏。

快餐会损伤肾脏的主要原因是大多数快餐属于高热量、高蛋白食物，吃得过多，会导致体内的血尿酸浓度升高，正如前文所说，肾脏是人体重要的负责排泄代谢废物和毒素的器官，血尿酸浓度升高不利于肾脏健康，使肾脏发生病变，严重的还会发展成痛风、肾病等。

此外，吃快餐的人大多没有时间和耐性细嚼慢咽，往往是狼吞虎咽，个别的还会边看手机边吃饭，食物得不到很好的咀嚼，食物不经咀嚼的话，不但妨碍消化，还会对肾脏造成极大的危害。

由此可知，快餐虽然便捷，但是对人体健康来说，绝对不是一个好的选择，为了我们的身体，尤其是肾脏的健康，我们还是应该少吃快餐，尤其要少吃洋快餐。

空腹喝茶易伤肾

茶不仅可解渴、提神，而且可增进营养，预防疾病，是天然养生饮品，是我们中华民族的"国饮"。

但喝茶是有讲究的，如空腹喝茶会伤肾，这是因为空腹喝茶可稀释胃液，从而降低消化功能，加上水分吸收率高，致使茶水大量入血，并随着循环系统进入肾脏，对肾脏造成一系列不良刺激，如产生尿频尿急等现象，严重的还会发生急性中毒，所以民间才有"饮了空腹茶，疾病身上爬"的说法。

第一章
第二章
第三章
第四章
第五章
第六章
第七章

过量饮咖啡易造成肾结石

过量饮用咖啡对肾脏的危害来自其中所含的咖啡因，因为咖啡因有兴奋中枢、扩张冠状动脉等作用，过量饮用咖啡还会引起尿频尿急等症状；在短时间内连续饮用3杯咖啡，会出现情绪紧张、焦虑、呼吸困难以及肾脏有胀痛感等现象，严重的还会引发急性肾衰。因此，咖啡虽好，但不是人人都适用，尤其不适用于未成年人和肾脏疾病患者。

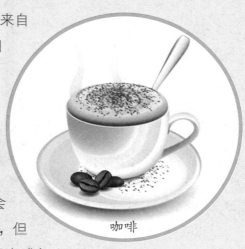

咖啡

常喝凉茶易致肾虚

夏季天气炎热，许多人喜欢喝凉茶。可是你知道吗？夏季喝凉茶是有讲究的，需要注意以下禁忌：

1. 忌喝苦寒的凉茶

苦寒的凉茶不利于肺肾的健康，中医说"形寒饮冷则伤肺""强入冷水则伤肾"，若是婴幼儿时期就常喝五花茶、黄连水、腊梅花茶等过于寒凉的茶饮，可能会对体质造成终生影响，今后再想调理也比较困难。养生专家表示，小孩和成人不一样，小孩本来就脾胃虚弱，若是像成人一样常喝凉茶，则更易伤脾胃，脾胃运化不好，就容易导致肾虚等症。

2. 忌用凉茶来治病

当人出现"上火"的症状，如咽痛、口臭、眼眵多、便秘，有些人的想法是喝点凉茶就好了。有时却未必如此，要知道，呼吸道感染也会咽痛，便秘除了"上火"还可能是胃动力不足，龋齿通常伴随口臭。若是一味喝凉茶，以为凉茶就能治病，容易耽误病情。

3. 忌长期喝凉茶

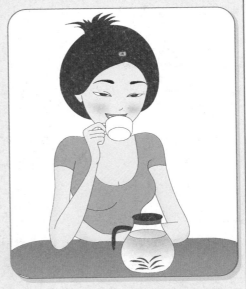

凉茶大多由中药加水熬煮而成，"是药三分毒"，而且凉茶性寒凉，喝多了会伤脾胃，更别说长期喝了。

另外，中医强调辨证论治，就算是喝凉茶，也要根据具体情况辨证论治，否则，喝了不但无效，还会产生不良反应。除此之外，小孩尽量少喝或不喝凉茶为好。专家表示，小孩脾常不足，容易出现湿热、积滞等症，喝凉茶能起到一定的调理作用，但凉茶毕竟是药，喝多了、喝错了反倒对健康不利，家长们要谨慎对待。

饮食过咸会伤肾

每克食盐进入人体，至少需要200毫升水来稀释，所以，食盐一旦摄入过量，人体所需的水分自然也要增加，这就是人吃了过咸的食物会口渴的原因。更为严重的是，饮食过咸，不仅会引起口渴，而且会导致水分摄入的增加，进而增加全身的血液容量，加重肾脏负担，导致全身水肿，甚至会出现全身性血液循环障碍的症状。

除此之外，长期摄入过多盐分，会让体内的钠离子含量增多，从而导致人罹患高血压、高脂血症、代谢紊乱等疾病，尤其是本来就患有肾炎、肝硬化的人，摄入过多盐分更是会加重水肿甚至会出现腹

第一章
第二章
第三章
第四章
第五章
第六章
第七章

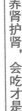

第三章

养肾护肾，会吃才是硬道理

水。所以，如果将每天食盐摄入量控制在6克以下，那就等于是给肾脏以及全身的器官卸下了一个"大包袱"。

不过，随着人们的物质生活越来越丰富，厨房当中的调味剂也越来越多，人们不仅可以从食盐中摄取盐分，而且可以通过鸡精、酱油、十三香等调味剂摄取盐分。因此，即使我们有意控制了食盐的摄入，如果不控制其他调味剂的摄入，也会造成摄盐超量。那么，对于已经习惯了重口味的人，应该如何减少盐的摄入量呢？

首先，对于口味比较重的人来说，尽量不要一下子就减少食盐的摄入，否则不但会造成食不甘味，而且会让人因为特别想吃盐而在短时间内一下子吃进很多重口味食品；其次，要充分发挥蒜、葱、姜、胡椒、花椒等调料的作用，让丰富的味道弥补食盐的不足。尤其是在吃方便面等速食食品的时候，尽量不放整包调味剂，而且尽量不要喝汤，因为大部分的盐分会溶解在汤里。除此之外，也应该尽量避免外出就餐，因为大多数餐馆和食摊上的饭菜或者为了迎合顾客的口味，或者为了掩盖食材的不新鲜，往往会添加大量的盐和调味剂，所以尽量不要外出就餐。

过食大鱼大肉伤肾

提到补肾，人们就会想到食用富含蛋白质的食物，如鸡蛋、牛奶、肉类、海鲜以及豆类等。蛋白质是人体必需的营养物质，重视蛋白质的摄取是应该的，但这不代表高蛋白食物吃得越多越好。健康人群通过均衡饮食，就足以补充每日所需的蛋白质。但现在很多职场人士经常应酬，大鱼大肉，导致蛋白质摄入量超标。长

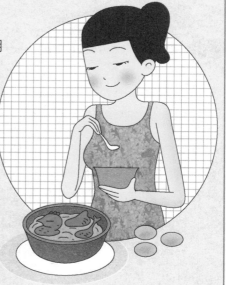

期的高蛋白饮食会增加肾脏负担，甚至使肾脏长期处于"超负荷"状态。已有肾功能损伤的人群，更要严格控制蛋白质的摄入量，一定要咨询专科医生，并在医生的指导下制订食谱。

酒后饮茶伤肾脏

常言道："百姓开门七件事，柴米油盐酱醋茶。"茶已经成为中国人生活中不可缺少的一部分。茶不仅可以解渴、提神，而且可增加营养，预防疾病，是天然养生饮品，也可以说是健康的饮料，但是茶不可盲目饮用，有种喝法会伤肾，即酒后饮茶。

李时珍就在《本草纲目》中对酒后饮茶的危害做了明确的表述：酒后饮茶伤肾，腰腿坠重，膀胱冷痛，兼患痰饮水肿。现代医学认为，酒精进入肝脏后，通过酶的作用最终分解为水和二氧化碳，经肾脏排出体外。而茶碱有利尿作用，浓茶中含有较多的茶碱，它会使尚未被完全分解的乙醛（酒精在肝脏中先被转化为乙醛，再被转化为乙酸，乙酸最后被分解为二氧化碳和水）过早地进入肾脏。而乙醛对肾脏有很大的损害作用，易造成寒滞，导致小便频浊、阳痿、睾丸有坠痛感和大便干燥等症。因此，酒后最好不要立即饮茶，尤其不能饮浓茶。最好吃些瓜果或饮果汁，既能润燥化食，又能醒酒。

第一章
第二章
第三章
第四章
第五章
第六章
第七章

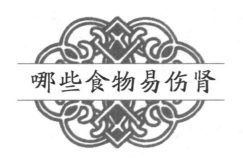

哪些食物易伤肾

 粗制棉籽油伤肾

　　棉籽是重要的榨油原料，精制棉籽油含有大量的不饱和脂肪酸，但未经精炼的粗制棉籽油中棉酚类物质清除不彻底，而游离棉酚是一种细胞毒素和血管神经毒素，可以对胃和肾脏造成损害，人们若长期或大量食用粗制棉籽油，则会引起中毒，还可损害生精细胞，导致无精不育。因此，粗制棉籽油不能吃。

💗**温馨提醒**

"健康油"虽好，不可多用

　　近年来，橄榄油、玉米油等富含大量不饱和脂肪酸的所谓"健康油"渐渐被人们所熟知，并且因其保健功效而备受推崇。但再健康的油，也需要严格控制每天的摄入量。否则，不但没有保健功效，还容易因为摄入过多油脂带来其他健康隐患。

　　与传统的食用油相比，"健康油"的单位热量较低，营养比较丰富，以常见的玉米油为例，玉米油含有较为丰富的营养素，而且其不饱和脂肪酸含量高达80%~85%。不饱和脂肪酸可降低血液中的低密度脂蛋白、升高高密度脂蛋白，对控制血脂大有益处。无论凉拌还是炒菜，其略带玉米甜味的独特气味都能给人带来清新别致的嗅觉和口感享受。

　　虽然"健康油"好处多多，但是，这些"健康油"的本质和其他食用油一样，都属于高热量食物，过多摄入也会产生健康问题。

　　基于上述原因，玉米油、橄榄油等沸点较低的食用油，每天食用不宜超过25毫升，最好限制在20毫升以下，适用于凉拌，而且在炒菜的时候，油温不能过高，否则会产生致癌物质，危害健康。

除此之外，敏感体质的患者也不宜食用玉米油、橄榄油，以免造成过敏，发生危险。

未经处理的新鲜竹笋伤肾

竹笋一直是我国民间的传统美食，很多人喜欢吃新鲜竹笋，但是大家也许不知道，新鲜竹笋中草酸含量较多，如果常食未处理的新鲜竹笋，易致胆结石或尿路结石。

竹笋

正因如此，我们在食用竹笋的时候，务必要用沸水氽5~10分钟之后再烹调，因为这样可以去掉一部分草酸。

值得注意的是，市场上的竹笋现在普遍有两种，一种是粗的，适合炖煮，一种是细的，适合清炒。挑选竹笋要选择竹节较短的，这种竹笋较嫩。春笋应挑选短粗、紫皮带茸的。竹笋中含有较多的草酸，会影响人体对钙的吸收，不宜多食；患有胆结石、尿路结石者不宜食用；对竹笋过敏者，则应忌食。

含防腐剂的果蔬汁饮料伤肾

市售的果蔬汁饮料是以水果或蔬菜浓缩原浆为原料加工而成的，为了延长保质期，大多数果蔬饮料中都添加了苯甲酸钠和山梨酸钾等防腐剂。长期大量饮用这种果蔬汁容易导致体内钠、钾含量超标，增加肾脏的负担。此外，饮料中的香精、色素等会加剧肾小

第一章
第二章
第三章
第四章
第五章
第六章
第七章

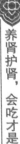

第三章　养肾护肾，会吃才是硬道理

球的负担，损害肾功能，加重肾性水肿与肾性高血压。

 ## 浓茶伤肾

　　茶被誉为"理想的饮料"确实不为过。因为茶叶中含有很多对人体健康有益的成分，常饮茶可预防多种疾病。但是常喝浓茶，对人体健康有害。

　　浓茶中含有很高的氟，而肾脏又是氟的主要排泄器官。当饮用过量浓茶时，就会超出肾脏的排泄能力，导致氟在体内堆积，因此会给肾脏带来损害。

　　浓茶除了对肾脏造成危害外，浓茶中过量的咖啡因还可导致神经过度兴奋，引起失眠，同时还可以引起心率加快，对患有心动过速、期前收缩（又称早搏）和房颤的冠心病患者不利。浓茶中咖啡因、茶碱浓度过高，使中枢神经系统的兴奋性增高，进而可引起胃蠕动加快，胃壁细胞分泌亢进，胃酸增加，对胃黏膜刺激加强，易导致胃溃疡。浓茶中所含鞣酸也多，鞣酸可以和食物中的蛋白质、维生素B_1、铁离子结合，使这些营养素不能正常地被吸收，易造成人体营养素缺乏并发生相应的疾病，如贫血、便秘等。

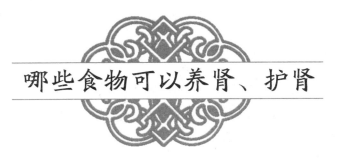

哪些食物可以养肾、护肾

第一章
第二章
第三章
第四章
第五章
第六章
第七章

 黑芝麻——养肾佳品

《本草纲目》中记载服黑芝麻百日能除一切痼疾，一年身面光泽不饥，两年白发返黑，三年齿落更生。中医学认为，黑芝麻能够滋补肝肾，涵养血脉，润肺补脾，黑发美容，润泽皮毛，消除便秘。可以说，黑芝麻是传统的补肾佳品。

黑芝麻不仅可以有效延缓衰老，而且能够显著减少心脏组织中的过氧化脂质，使心脏免受自由基

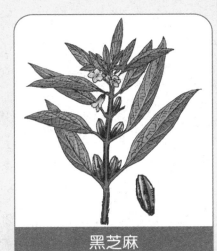

黑芝麻

的损害，从而达到健脑增智的目的。不少营养学者认为，黑芝麻含有丰富的维生素E可以有效改善血液循环，显著促进新陈代谢。而黑芝麻中的芝麻素和芝麻酚的抗氧化能力是维生素E的50倍。健康人每日服20克黑芝麻可以有效预防高血压和动脉硬化等心血管疾病。

第三章

养肾护肾，会吃才是硬道理

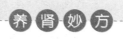

黑芝麻糊

【原料】黑芝麻200克，糯米100克，冰糖或精盐适量。

【做法】①将黑芝麻淘洗干净后放到炒锅中，文火快速翻炒，当看到芝麻在锅中跳动时停火；②将芝麻碾碎，越碎越好，备用；③用料理机将糯米打成米糊备用；④米糊加水入锅，加入碾碎的黑芝麻，不停搅拌，直至芝麻与米糊完全融合，待黑芝麻糊熟后根据自己的口味用冰糖或者精盐调味即可食用。

【功效】润肠通便，生发肾气。

【注意】腹泻者不宜多吃，肠胃功能较弱者可以将糯米换成粳米；糖尿病患者不宜加糖食用。

黑芝麻桑叶饼

【原料】黑芝麻200克，面粉500克，桑叶100克，精盐适量。

【做法】①将黑芝麻淘洗干净后放到炒锅中，文火快速翻炒，当看到芝麻在锅中跳动时停火；②将芝麻碾碎，越碎越好，备用；③将桑叶洗净后加水入锅，小火熬煮一个小时，过滤后加精盐调味；④用桑叶汤和面粉，揉成光滑的面团，再将面团分成大小相近的若干份；⑤将芝麻粉包入面团当中，上锅蒸熟即可。

【功效】润肠通便，生发肾气，乌发明目。

黑木耳——补肾止血

黑木耳，别名木耳、桑耳、云耳、松耳，为木耳科植物，因形状像人的耳朵，加之呈黑褐色而得名。中医学认为，黑木耳性平，味甘，入胃、大肠经，具有滋补肝肾、润燥泻火、养血益胃、活血止血、益肺润肠的作用。

黑木耳是一种营养丰富的食用菌，也是我国传统的保健食品。据现代科学分析，黑木耳含有丰富的蛋白质、钙、磷、铁，以及多种维生素。除此之外，黑木耳还含有磷和硫等构成人体细胞的主要成分。由于黑木耳所含的营养成分丰富，因此被誉为"素中之荤"。

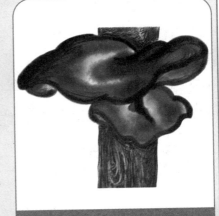

黑木耳

黑木耳经常作为烹调中式、西式名菜佳肴的配料，还可以和大枣、莲子加糖炖熟，作为四季皆宜的甜点。以黑木耳做成的菜品不仅清脆鲜美、滑嫩爽喉，而且有增强食欲和滋补强身的作用。除此之外，黑木耳富含胶原，具有一定的吸附能力，所以有助于清涤胃肠和消化膳食纤维的作用。因此，它是纺织工人、矿山工人等经常接触粉尘人员所不可缺少的保健食品之一。

黑木耳还可作药用。历代医学家对黑木耳的药效都有详细的记载，如明代李时珍在《本草纲目》中记载木耳生于朽木之上，性甘，主治益气不饥，轻身强志，并有治疗痔疮、血痢下血等作用。我国历代医学家都认为黑木耳有滋补肝肾、清肺益气、补血活血、镇静止痛等功效，可用于治疗腰腿疼痛、手足抽筋麻木、痔疮出血和产后虚弱等病症。黑木耳具有抗凝血作用，从而疏通血脉。最重要的是黑木耳具有溶解体内结石尤其是肾结石的功效。这主要是因为黑木耳中所含有的发酵素和植物碱能够有效促进消化道和泌尿系统内各种腺体的分泌，并溶解体内结石，促使结石排出。另外，黑木耳中还含有较多具有清洁血液和解毒功效的生物化学物质，有利于人体健康。

因此，对于体内有微小结石尤其是肾结石的患者，不妨每天适量食用1～2次黑木耳。

第一章
第二章
第三章
第四章
第五章
第六章
第七章

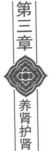

第三章　养肾护肾，会吃才是硬道理

不过，黑木耳虽好，但是鲜木耳含有毒素，不可食用。黑木耳有活血抗凝的作用，出血性疾病患者不宜食用。孕妇不宜多吃。除此之外，黑木耳在烹饪过程中，可用烧开的米汤泡发，泡发的黑木耳肥大、松软，味道鲜美，如果泡发不当，则会又硬又小。

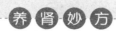 养 肾 妙 方

 ## 凉拌黑木耳

【原料】黑木耳50克，青椒、红椒各100克，精盐、白糖、醋、麻油各适量。

【做法】①黑木耳泡发，洗净，用开水焯烫后切丝，青椒、红椒分别洗净切丝，备用；②将所有材料与调味料同时放入碗中，搅拌均匀，常温下放置半个小时即可食用。

【功效】生发肾气，补益肾阳，通便利尿。

【注意】糖尿病、严重肾炎患者不能加白糖，而且要少加精盐，以免增加肾脏负担。

黑木耳大枣汤

【原料】黑木耳20克，大枣10枚，红糖30克。

【做法】①黑木耳泡发，拣去杂质备用；②将黑木耳、大枣、红糖放入砂锅中，加水；③小火炖1个小时即可。

【功效】补肾精，润心肺，生津止渴，止血通便。

【注意】糖尿病、严重肾炎患者不宜食用。

 ## 黑枣——补肾固精

黑枣，又被称为野柿子，是我国的传统果品，黑枣的种类很多，有小黑枣、葡萄黑枣等，但无论是何种黑枣，其营养成分以及药用功

效都相差不大，只是在酸甜度上有所区别。

黑枣性温，味甘，入脾、胃经，能补中益气、养血安神、明目，同时还可以滋补肾阳，经常食用可以帮助女性补气养血，同时可以暖肠胃、利水解毒，是润泽肌肤、乌须黑发的佳品。经科学检测表明，黑枣富含蛋白质、糖类、B族维生素、维生素E、磷、钙、铁等各种营养元素，对延缓

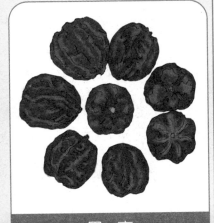

黑 枣

衰老、增强机体活力、美容养颜都很有帮助。在我国民间，黑枣一直是一种重要的补血食品，对肾精不足导致的贫血、血小板减少、肝炎、乏力、失眠等有一定的辅助治疗作用。

黑枣虽然营养丰富，但是在食用的时候是有讲究的。首先，糖尿病和热证患者不宜食用黑枣，以免加重病情；其次，黑枣一天的食用量不宜超过100克，过多食用黑枣会引起胃酸过多和腹胀。另外，黑枣不能与柿子、海鲜一同食用，否则会引起呕吐。黑枣含有大量果胶和鞣酸，这些成分与胃酸结合，会在胃内结成硬块，所以不能空腹食用黑枣。

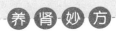

养 肾 妙 方

🍲 黑枣炖鸡

【原料】土鸡腿1只，排骨250克，黑枣20枚，精盐5克，米酒100毫升。

【做法】①将土鸡腿洗净切块，排骨洗净，二者同用热水氽烫捞起，再用清水洗净备用，黑枣亦洗净沥干备用；②将所有材料与调味料同时放入炖盅中，用保鲜膜封口，再放入电锅中炖（外锅放入2杯水），炖熟即可食用。

第一章
第二章
第三章
第四章
第五章
第六章
第七章

【功效】生发肾气，补益肾阳，乌发明目。

【注意】腹泻者不宜多吃，肠胃功能较弱者，可以将排骨去掉；糖尿病、严重肾炎患者不宜食用，以免加重肾脏负担。

 ## 黑枣瘦肉汤

【原料】猪瘦肉60克，生地黄30克，枸杞子15克，黑枣5枚，精盐适量。

【做法】①猪瘦肉洗净切片备用；②生地黄、枸杞子、黑枣（去核）洗净，备用；③把全部用料放入锅内，加清水适量，武火煮沸后，文火煲1小时，加入精盐调味后即可食用。

【功效】滋阴养血，美发黑发。对早衰证属阴虚血燥，症见发白发枯、面色不泽、口干喜饮、便秘、目赤肿痛、头晕目眩者疗效颇佳。

 ## 黑米——滋阴补肾

黑米又被称为乌米、黑粳米，在古代，黑米是专供内廷的"贡米"。由于我国民间有"逢黑必补"之说，加之黑米营养丰富，具有很好的滋补作用，因此黑米又被人们称为"补血米""长寿米"。中医认为，黑米有滋阴补肾、益胃暖肝、明目活血的功效。长期食用黑米，对头晕目眩、贫血、白发、眼疾、腰腿酸软等症有一定的辅助治疗作用。除此之外，黑米

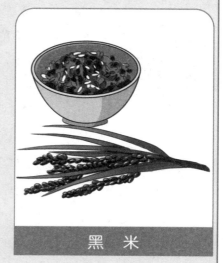

黑米

可预防动脉硬化，也是糖尿病和心血管疾病患者的食疗佳品。黑米营养价值高，是少年白发、妇女产后虚弱、病后体虚以及贫血、肾虚者的优质补品。

在实际烹饪时，黑米可以与多种食材搭配，这样不但口感丰富，而且能通过食材的搭配，提升膳食的营养价值。例如，黑米与黑豆、黑芝麻一起食用，可以起到补益肾气、乌发养颜、缓解疲劳等作用。黑米与党参一起食用，具有补益气血、调养脾肾的作用。

不过，由于黑米有坚韧的种皮，不易煮烂，因此在烹饪前，最好先用水浸泡一夜后再煮。泡米水不要倒掉，可和黑米同煮，以免营养流失。除此之外，在淘洗黑米时次数不宜过多，不要用力搓洗，以免营养流失。

另外，黑米与白米不同，黑米口感比较粗糙，需小火长时间熬煮，这样才能使黑米的营养和醇香释放出来。

第一章
第二章
第三章
第四章
第五章
第六章
第七章

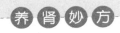

养肾妙方

 三黑粥

【原料】黑米50克，黑豆20克，黑芝麻、核桃仁各15克，红糖适量。

【做法】①将黑米、黑豆淘洗干净，用水浸泡5~6个小时；②将黑米、黑豆与黑芝麻、核桃仁一同熬粥；③待粥熟时加红糖调味即可食用。

【功效】乌发，润肤，美容，益智，补血。适合须发早白、头晕目眩及贫血患者食用。

黑米粥

【原料】黑米100克，红糖适量。

【做法】先将黑米洗净并浸泡一夜，放入锅内加清水煮粥，待粥

第三章　养肾护肾，会吃才是硬道理

熟时，放入红糖稍煮片刻即可食用。

【功效】益气补血，暖胃健脾，滋补肝肾。特别适合新产妇滋补身体。

【注意】病后消化能力弱的人不宜急于吃黑米，可吃些紫米来调养。

🥘 黑米莲子粥

【原料】黑米100克，莲子20克，冰糖适量。

【做法】将莲子去心泡发，黑米洗净泡一晚上，将两者同煮粥，熟后加冰糖调味食用。

【功效】补肾健脾，滋阴养心。适合孕妇、老人及病后体虚者食用，健康人食之可防病。

🪭 紫米——补肾益气

紫米又名"紫糯米"，俗称"紫珍珠"，因其营养丰富，所以被古人称为"饭精"，素有"米中极品"的美誉。紫米的药用价值较大，故又被称为"药谷"。

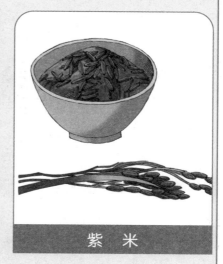

紫米

中医学认为，紫米具有暖脾温胃、补肾益气的功效，适用于肾脏虚弱引起的寒痛、消渴、夜尿多、神经衰弱等症，以及新产妇和病后体虚等元气大伤的人的保健，疗效显著。另外，与糯米相比较，紫米富含大量膳食纤维，能够降低血液中胆固醇的含量，有助于疏通血管，并对补充肾气有很好的辅助作用。

　　紫米虽好，却不是人人都适用。首先，因为紫米有很强的补益作用，容易上火，所以肾水不能压制心火所致的各种热证患者均不宜食用；其次，消化能力较差的人在食用紫米的时候宜将其烹饪成粥汤食用，尽量不要蒸成干饭，以免增加肠胃负担。

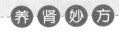

🍲 紫米甜糕

　　【原料】紫米200克，白糖30克，各色果子干50克，精盐适量。

　　【做法】①紫米淘洗干净，浸泡一夜备用；②将泡好的紫米捞出，蒸成米饭，加入白糖和精盐，搅拌均匀；③将各色果子干撒在米饭表面，蒸第二次，稍凉后切块食用。

　　【功效】生发肾气，补益肾阳，乌发明目。

　　【注意】腹泻者不宜多吃，肠胃功能较弱者不宜食用；糖尿病、肾炎患者禁食。

🍲 紫米八宝粥

　　【原料】紫米200克，红豆、芸豆各50克，各色干果、坚果各50克。

　　【做法】①紫米、红豆、芸豆洗净浸泡一夜备用；②将泡好的紫米、红豆、芸豆连同浸泡的水一起放入电饭锅中，再加适量水，入干果、坚果等熬成粥即可食用。

　　【功效】利水消肿，生发肾气，补益肾精。可代替主食食用。

　　【注意】肠胃功能较弱者不宜食用；糖尿病、肾炎患者食用时不宜加干果、坚果。

第一章
第二章
第三章
第四章
第五章
第六章
第七章

紫菜——补肾佳品

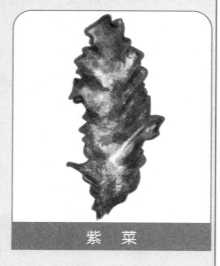
紫 菜

在传统观念中，紫菜是一种含碘量极高，可以辅助治疗因缺碘而致的甲状腺肿以及克汀病的药食两用的食材。紫菜的营养十分丰富，除了海藻产品中常见的碘、钙、磷、硒等多种元素外，还含有丰富的胡萝卜素、B族维生素等，这些营养物质可以有效避免胆固醇在心血管内堆积，从而有效避免动脉硬化的发生。

紫菜也含有丰富的膳食纤维，这些膳食纤维可以有效清除人体肠道内的毒素和宿便，从而有效避免毒素入肾，对肾造成危害。

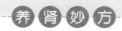
养 肾 妙 方

 紫菜炖排骨

【原料】紫菜100克，萝卜500克，排骨250克，魔芋200克，鸡蛋6枚，芥末酱、精盐、生抽、鸡精各适量。

【做法】①紫菜泡发，去杂质捞出洗净备用；②排骨用热水氽烫捞起，再用清水洗净，放入锅内，加适量水；③紫菜加入排骨锅中，小火炖煮1个小时；④萝卜去皮，切厚片，投入排骨紫菜锅内；⑤魔芋切方块，投入紫菜锅中，炖煮半个小时；⑥将上述炖好的食材整锅端离火上，视个人口味加精盐、鸡精、生抽调味；⑦另起锅煮熟鸡蛋，剥壳备用；⑧将炖好的排骨紫菜汤盛到碗中，加熟鸡蛋，蘸芥末酱食用。

【功效】通便利气。可以有效缓解气机不畅所致的全身不适，同时可以开窍醒神，生发肾脏阳气。

【注意】建议冬天食用。萝卜下气，故孕妇不能食用。

油炸紫菜

【原料】紫菜100克，鸡蛋2枚，面粉150克，面包糠200克，植物油500毫升，芥末酱、生抽各适量。

【做法】①紫菜泡发，去掉杂质洗净捞出，沥干备用；②鸡蛋打开，搅拌均匀，备用；③紫菜加入蛋液当中，捞起沾上适量面粉后裹上一层面包糠；④热锅加入植物油，大约在油五成热的时候，下处理好的紫菜，炸至金黄色捞出；⑤芥末酱、生抽调成调料汁备用；⑥炸紫菜蘸调料汁食用。

【功效】开窍醒神，生发阳气。

【注意】此菜是油炸而成，较为油腻，心脑血管疾病以及糖尿病患者不宜食用。

第一章
第二章
第三章
第四章
第五章
第六章
第七章

黑豆——补虚乌发

黑豆，又名乌豆，为豆科植物大豆的黑色种子，味甘，性平，归脾、肾经，有活血、利水、祛风、清热、解毒、补虚、乌发的功效。《本草纲目》说黑豆入肾功多，故能治水、消胀、下气、制风热而活血解毒。另外，黑豆还有"乌发娘子"的美称。用黑豆制成的豆浆、豆腐等是须发早白、脱发患者的食

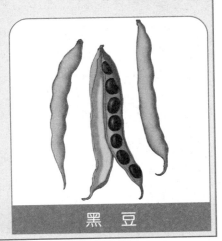

黑 豆

疗佳品。

现代医学研究显示，黑豆中蛋白质含量高达36%~40%，相当于肉类的2倍，鸡蛋的3倍，牛奶的12倍；黑豆含有18种氨基酸，其中包括8种人体必需氨基酸；黑豆还含有19种油酸，其不饱和脂肪酸含量达80%，人体吸收率高达95%以上；黑豆除能满足人体对脂肪的需求外，还有降低血胆固醇水平的作用。

黑豆中锌、铜、镁、硒等含量都很高，而这些元素对延缓人体衰老、降低血液黏稠度等有重要作用。黑豆中膳食纤维含量高达4%，常食黑豆，可以促进消化，防止便秘发生。

黑豆适宜肾虚之老人耳聋、小儿夜间遗尿以及脾虚水肿、脚气、妊娠腰痛、腰膝酸软、白带量多、四肢麻痹、小儿盗汗等，尤其适合热病后出虚汗者食用。但小儿不宜多食。

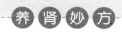

 黑豆乌鸡汤

【原料】黑豆150克，何首乌100克，乌鸡1只，红枣10枚，生姜、精盐各适量。

【做法】①将乌鸡宰杀去毛及内脏，洗净后用热水汆烫捞起，再用清水洗净备用；②黑豆放入铁锅中干炒至豆衣裂开，再用清水洗净，晾干备用；③何首乌、红枣、生姜分别洗净，红枣去核，生姜刮皮切片，备用；④乌鸡入锅内，加入清水适量，用武火烧沸，放入黑豆、何首乌、红枣和生姜，改用中火继续煲至黑豆、鸡肉熟烂，加入精盐调味即可食用。

【功效】补血、养颜、乌发，久服可益精血、洁肌肤。

 ## 山药——滋肾益精

山药，别名土薯，多年生草本植物，茎蔓生，常带紫色，块根圆柱形，叶子对生，卵形或椭圆形，花乳白色，雌雄异株。中医学认为，山药性平，有补脾养胃、生津益肺、滋肾益精的作用，大凡肾亏遗精、妇女白带量多、小便频数等症，皆可服用。山药含有大量的黏蛋白、维生素及微量元素，能有效阻止血脂在血管壁的沉积，可预防心脑血管疾病。

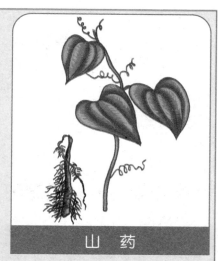
山 药

怎样选到好山药呢？首先要掂重量，大小相同的山药，较重的更好；其次看须毛，同一品种的山药，须毛越多的营养也更好；最后看横切面，山药的横切面肉质黄色似铁锈的切勿购买，有硬心且肉色发红的质量差，肉质呈雪白色说明该山药是新鲜的。

第一章
第二章
第三章
第四章
第五章
第六章
第七章

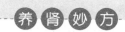
养 肾 妙 方

🍲 山药白鸽汤

【原料】怀山药、玉竹、麦冬各30克，白鸽1只（鸽肉），生姜、精盐、葱花、麻油各适量。

【做法】把怀山药、玉竹、麦冬、葱花、白鸽、生姜放入砂锅内，加清水适量，武火煮沸后，文火煮2小时，加入精盐、麻油调味。

【功效】滋补脾肺，生津止渴。适用于糖尿病证属脾肺虚损者，表现为口渴思饮、神疲乏力、知饥不食或食不知味、形体消瘦等症。

🍲 山药炖鸡

【原料】黄精30克，山药150克，鸡肉500克，精盐、葱花、麻油各适量。

【做法】将鸡肉洗净切块，同山药放入锅中，加水适量，隔水炖熟，加精盐、葱花、麻油调味。分2次食用，隔日1次，连食数次。

【功效】滋肾，益肺，健脾。适用于更年期综合征证属阴虚或气阴两虚者。

韭菜——补肾温阳

韭菜，别名懒人菜、起阳草，属百合科多年生草本植物，以种子和叶等入药。除做菜用外，韭菜还有良好的药用价值。其根味辛，入肝、胃、肾经，温中，行气，散瘀；其叶味甘、辛、咸，性温，入肝、肾经，补肝肾，暖腰膝，壮阳固精。韭菜有活血散瘀、理气降逆、补肾温阳、止汗固涩等功效，适用于肝肾阴虚之盗汗、遗尿、尿频、阳痿、阳强

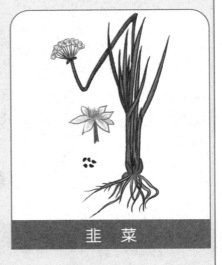

韭 菜

（男子阴茎异常勃起，经久不衰，持续时间过长）、遗精等症，是房事常见病常用的食疗菜。

韭菜选购以叶直、鲜嫩翠绿者为佳，营养素含量较高。但需注意消化不良或肠胃功能较弱的人吃韭菜容易出现胃灼痛，故不宜多吃。

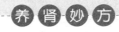

养肾妙方

蚕蛹炒韭菜

【原料】蚕蛹50克，韭菜200克，姜末、精盐、味精、植物油各适量。

【做法】①将韭菜、蚕蛹分别洗净，韭菜切段备用；②炒锅置

火上放入油，将沥净水的蚕蛹略炒，再放入韭菜段；③加入姜末、精盐、味精翻炒均匀即可食用。

【功效】补气养血，温肾助阳。适用于高血脂、高血压、动脉硬化、阳痿遗精等患者食用。

核桃仁炒韭菜

【原料】核桃仁50克，韭菜、香油、精盐各适量。

【做法】①将核桃仁用香油炸黄备用；②将韭菜洗净、切段备用；③锅内入香油少量，放入核桃仁翻炒，加入韭菜，翻炒至熟，调入精盐即可。

【功效】补肾助阳。适用于早期阳痿患者。

第一章
第二章
第三章
第四章
第五章
第六章
第七章

第三章

养肾护肾，会吃才是硬道理

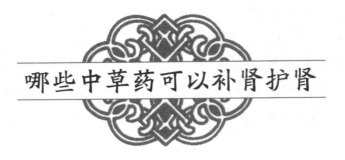

哪些中草药可以补肾护肾

 ## 鹿茸——补肾阳，益精血

鹿茸是鹿科动物梅花鹿或马鹿的雄鹿未骨化密生茸毛的幼角。鹿茸是一种贵重的中药，用作滋补强壮剂，对体质虚弱、神经衰弱等有疗效。《神农本草经》将鹿茸列为中品，认为鹿茸可"益气强志，生齿不老"。由于原动物不同，鹿茸又可以分为花鹿茸（黄毛茸）和马鹿茸

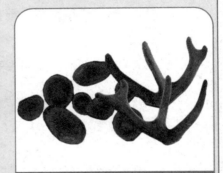

鹿 茸

（青毛茸）两种；由于采收方法不同又分为砍茸与锯茸两种；由于枝叉数量及老嫩不同，又可分为鞍子、二杠、挂角、三岔、花砍茸、莲花等多种。

鹿茸的保健效果非常好，其含有比人参更丰富的氨基酸、卵磷脂、维生素和微量元素等。鹿茸可以提高机体的细胞免疫和体液免疫功能，促进淋巴细胞的转化，与此同时鹿茸还可调节体内的免疫平衡而避免疾病发生，从而起到强壮身体的作用。

不过，鹿茸虽好，不是人人都适宜，尤其不适合阴虚阳盛者服用。另外，服用本品宜从小量开始，缓慢加量，不宜骤然大量服用，以免阳升风动，或伤阴动血。

养肾妙方

🍲 鹿茸山药酒

【原料】鹿茸4克，山药30克，白酒500毫升。

【做法】将鹿茸切成薄片，把山药捣碎，一同装入洁净的瓶中，加入白酒，密封。经常摇动，7日后饮用。每日早晚各服1次，每次20～30毫升。

【功效】补肾壮阳，益精养血，强壮筋骨。适用于治疗肾阳亏虚引起的阳痿、滑精、白带清稀、腰膝酸痛、宫寒不孕、神疲乏力、眩晕耳鸣等症。

【注意】外感发热、阴虚火旺者不宜服用。

🍲 鹿茸虫草酒

【原料】高粱酒1500毫升，冬虫夏草90克，鹿茸20克。

【做法】将上药制成薄片，浸入酒中泡10日，过滤后即可饮用。每次20毫升，每日2次。

【功效】温肾壮阳，益精养血。本方适用于肾阳虚衰、精血亏损所致的腰膝酸软、畏寒肢冷、男子阳痿不育等症。

第一章
第二章
第三章
第四章
第五章
第六章
第七章

🪭 杜仲——补益肝肾

杜仲，为杜仲科乔木植物杜仲的干燥树皮，味甘，性温，入肝、肾经，具有补肝肾、强筋骨、安胎等诸多功效，主治肾虚腰痛、胎动胎漏、高血压等症。《药性论》载，其治肾冷臀腰痛，腰病人虚而身强直，风也。腰不利加而用之。《玉楸药解》则称其益肝肾，养筋骨，去关节湿淫。治腰膝酸痛，腿足拘挛。

本品适用于肝肾亏虚，症见眩晕、腰膝酸痛、筋骨痿软者，多见于高血压病、眩晕症、脑血管疾病后遗症、慢性肾脏疾病、脊髓灰质炎等。此外，本品亦适用于肾气不固症见尿频或尿有余沥、阴下湿痒、阳痿以及孕妇胎动不安或腰坠痛等，多见于前列腺疾病、性功能障碍、不育症、先兆流产或习惯性流产等。中老年人肾气不足症见腰膝疼痛、腿脚软弱无力、小便余沥者也可使用。阴虚火旺者慎服杜仲。

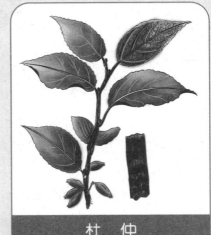

杜　仲

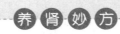

养肾妙方

🍲 杜仲煨猪肾

【原料】杜仲10克，猪肾1个，花椒、精盐、荷叶各适量。

【做法】①猪肾剖开，去筋膜，洗净，用花椒、精盐腌过；②杜仲研末，纳入猪肾，用荷叶包裹，煨熟食。食肉服汤，每日1次。

【功效】补肝肾，强腰膝。用于肾虚腰痛，或肝肾不足之耳鸣眩晕、腰膝酸软。可调治急性肾炎。

🍲 杜仲爆羊肾

【原料】杜仲15克，五味子6克，羊肾2个，植物油、淀粉、精盐、姜、葱各适量。

【做法】①杜仲、五味子加水煎取浓汁，备用；②羊肾剖开，去筋膜，洗净，切成小块腰花放碗中，加入前汁、淀粉调匀，用油爆炒至嫩熟，以精盐、姜、葱等调味后食用。

【功效】本方以杜仲补肾强腰，五味子补肾固精。适用于肾虚腰痛、遗精尿频等症。

仙茅——补肾温阳

仙茅，又名地棕、独茅、山党参、仙茅参等。仙茅作为药物最早记载于《海药本草》，其叶似茅，根状茎,久服益精补髓，增添精神，故有仙茅之称。仙茅具有补肾阳、益精血、强筋骨、祛寒湿的作用，主要用于肾阳不足之阳痿遗精、虚劳内伤和筋骨疼痛等症。仙茅与鹿茸相比，热性较小，但是同样不适合热证患者服用。

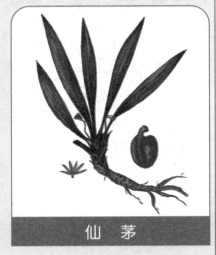

仙 茅

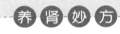

仙茅炖肉

【原料】仙茅、金樱子各15克，羊肉250克，姜片、精盐各适量。

【做法】二药用纱布袋装好，羊肉切块，放入姜片一同煨炖熟，入精盐调味。去纱布，饮汤食肉。

【功效】仙茅补肾壮阳，金樱子固精缩尿，羊肉温补肾阳。可用于肾虚之阳痿、耳鸣头晕及遗精尿频等症。

仙茅五加皮酒

【原料】仙茅、淫羊藿、五加皮各30克，白酒500毫升。

【做法】将上药切碎，用纱布包好，放入酒坛中，加入白酒，封口，浸7日即可饮用。每次饮10~15毫升。

【功效】补肝肾，强筋骨，祛风湿。用于久患风湿、肝肾不足之腰膝酸软、筋脉拘挛以及肾虚所致的阳痿或宫寒不孕等症。

第一章
第二章
第三章
第四章
第五章
第六章
第七章

第三章 养肾护肾，会吃才是硬道理

玄参——滋养肾阴

玄参，别名元参，玄参科多年生草本植物玄参的干燥根。其味甘、苦、咸，性寒，入肺、胃、肾经，质润多液，有滋阴降火、解毒、利咽之功效。配鲜生地黄、牡丹皮、赤芍等，可清热凉血；配麦冬等，可滋阴增液；配牛蒡子、板蓝根等，可解毒利咽。

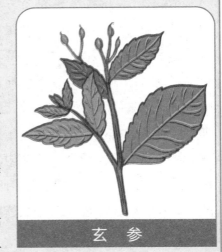

玄参

玄参有滋养肾阴的功效，《药品化义》中记载，凡治肾虚，大有分别，肾之经虚则寒而湿，宜温补之；肾之脏虚则热而燥，宜凉补之；独此凉润滋肾，功胜知、柏，特为肾脏君药。

需要说明的是，玄参与生地黄性相近，故两药常配合使用。但玄参苦泄滑肠而通便，泻火解毒而利咽，临床应用范围较为广泛，一般不作长服；地黄则功专补肾养阴，可作久用。要选择好的玄参，有一个简便的挑选方式，即用水浸泡玄参，水呈墨黑色则为优质玄参，从形态上看，则以条粗壮、质坚实、断面色黑者为佳。

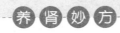

养 肾 妙 方

 玄参泡茶饮

【原料】玄参、麦冬、桔梗各8克，甘草少许。

【做法】将上述药材碾成细末，以纱布包着，用开水冲泡饮用。

【功效】有解热祛烦、滋阴降火的功效。适用于治疗肺肾阴虚所致的咳嗽和内热消渴等。

玄参炖猪肝

【原料】玄参10克，猪肝200克，生姜、精盐各少许。

【做法】将玄参、猪肝洗净晾干，切成薄片，加入冷水300毫升以及少许生姜，加盖隔水炖约3小时即可。

【功效】滋阴除烦，滋养肝肾。

生地黄——滋阴补肾

生地黄，为玄参科多年生植物地黄的块根。鲜地黄性寒，味甘、苦，入心、肝、肾经。若将地黄缓缓烘焙至约八成干者，称为生地黄、干地黄，为滋肾阴要药，益阴上品，并有凉血生津的功效。日常调理身体时，配黄柏可养阴清热；配桂枝可滋阴养血；配牛膝可滋阴补肾；配乌梅可清热敛阴。

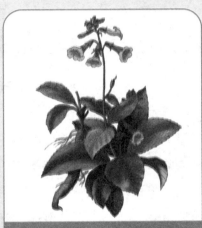

地 黄

本品性寒而滞，脾虚湿滞、腹满便溏者不宜使用。

 生地黄粥

【原料】生地黄50克，粳米120克，冰糖适量。

【做法】生地黄洗净，将洗净的生地黄煎汁，然后与粳米一起加水共煮，待水沸腾后加冰糖熬煮至粥成即可。每日2次，早晚各1次。

【功效】滋阴清热。适用于血热崩漏、阴液耗伤、高热心烦等症。

第一章
第二章
第三章
第四章
第五章
第六章
第七章

地黄乌鸡汤

【原料】生地黄250克，乌鸡1只，麦芽糖180克。

【做法】将生地黄洗净切条，与麦芽糖一起塞进洗好的乌鸡腹内，用棉线扎紧切口，然后用文火炖熟，吃肉喝汤即可。

【功效】本品有填精补髓、益肾滋阴的功效。适用于肾虚型骨质疏松患者。需要特别说明的是，尽管中医有咸入肾之说，但食用此菜时不可放盐、醋等调味品。

五味子——滋肾生津

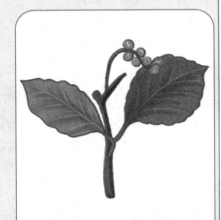

五味子

五味子，俗称山花椒、五梅子等，其性温，味酸、甘，入肺、心、肾经。顾名思义，这是一种具有辛、甘、酸、苦、咸五种药味的果实，在一般只具一两种药味的中药材中，实属独特。《新修本草》载"五味皮肉甘酸，核中辛苦，都有咸味"，故有五味子之名。五味子药用价值极高，首载于《神农本草经》。五味俱全、五行相生的果实，能对人体五脏发挥平衡作用，常被用于补肾涩精，有助于治疗盗汗、烦渴及尿频等，而且在治疗尿失禁和早泄方面也有很好疗效。

现代医学研究认为，五味子含有丰富的有机酸、维生素及有强效复原作用的木脂素（例如五味子素、五味子脂素），能益气强肝，提高细胞排除代谢废物的效率，供应更多氧气，增强记忆力及性持久力。

五味子酒

【原料】五味子50克，白酒500毫升。

【做法】将五味子洗净晒干，用酒浸泡15日后即可饮用。每次服3~5毫升，每日服3次。

【功效】日常饮用可以强壮身体，起到补肾宁心的作用。

 二子酒

【原料】菟丝子100克，五味子50克，低度白酒100毫升。

【做法】将菟丝子除去杂质，淘净晒干，五味子去除果柄及杂质，洗净晒干，与菟丝子同入酒瓶中，加酒后密封瓶口，每日振摇1次，浸泡10日后即可饮用。每日2次，每次15毫升。

【功效】补肾宁心，收敛固涩。

第一章
第二章
第三章
第四章
第五章
第六章
第七章

 锁阳——补肾润肠

锁阳，又名不老药，为锁阳科多年生肉质寄生草本植物的干燥肉质茎，《本草纲目》中载其味甘，性温，无毒，入脾、肾、大肠经，有补肾润肠、益精血的功效，被认为是"大补阴气，益精血，利大便"之佳品。

一般认为锁阳可壮阳，现代医学研究发现，未经炮制的锁阳可使睾丸功能显著降低，但经盐炮制后，其对正常和阳虚模型小鼠的睾丸、附睾

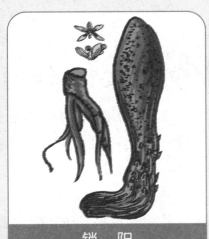
锁　阳

第三章　养肾护肾，会吃才是硬道理

和包皮腺的功能有明显促进作用。在锁阳水提物中，成熟大鼠附睾精子数量明显增加，存活率上升，精子的活动率上升，故其被认为是治疗男性不育的常用药。

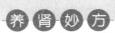

养肾妙方

 锁阳粥

【原料】锁阳20克，粳米适量。

【做法】粳米与锁阳加适量水共煮粥，粥成后拣出锁阳即可食用。

【功效】壮阳固精，养血强筋。适用于肾阳不足之遗精以及肠燥便秘者。

 锁阳胡桃粥

【原料】锁阳、胡桃仁各15克，粳米100克。

【做法】锁阳煎水取汁，胡桃仁捣烂，与粳米一同煮粥食。

【功效】补肾阳，润肠通便。可用于肾虚之阳痿、腰膝酸软及肠燥便秘等症。

 ## 冬虫夏草——阴阳双补

冬虫夏草是一种传统的名贵滋补中药材，与人参、鹿茸并列为三大滋补品。它药性温和，一年四季均可食用，老、少、病、弱、虚者皆宜，药用价值广泛。

冬虫夏草味甘，性平，入肺、肾经，具有补肺益肾、止血化痰的功效，主治咯血、阳痿遗精、腰膝酸痛、自汗盗汗、痰饮喘嗽、病后久虚等症。《本草从新》认为它"保肺气，实腠理，补肾益精"。清代

《药性考》则认为它"秘精益气，专补命门"。

冬虫夏草的具体用法：据《云南中草药》记载，若虚喘则"以虫草五钱至一两，炖肉或炖鸡服之"。据《本草纲目拾遗》记载，若病后虚损，则用虫草三五枚，老雄鸭一只，去肚杂，将鸭头劈开，纳药于中，仍以线扎好。酱油酒如常，蒸烂食之。

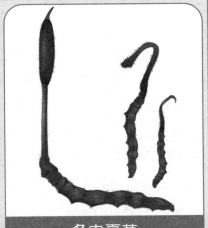
冬虫夏草

第一章
第二章
第三章
第四章
第五章
第六章
第七章

日常生活中，可用冬虫夏草10克，鸡半只或1只，火腿25克，精盐、姜、绍酒各少许，瘦肉500克做成汤。制法：将洗净的鸡切成大块，把瘦肉也切成较大的块，同时放入火腿、清水、绍酒用文火煲2小时。将煲熟的肉和汤倒入炖盅内，放入用水浸泡后的冬虫夏草，盖上盅盖，隔水炖2小时加精盐调味后即可。此菜具有补肾壮阳、强身健体的功效。

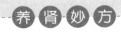 养 肾 妙 方

 虫草酒

【原料】冬虫夏草20克，白酒500毫升。

【做法】冬虫夏草置容器中，加入白酒，密封，浸泡3日后即可饮用，每日服1～2次，每次服用10毫升。

【功效】补肾壮阳，养肺填精。适用于病后体虚、神疲乏力、阳痿、腰酸、咳嗽等症。

 虫草枸杞羊肉汤

【原料】冬虫夏草20克，枸杞子15克，羊肉500克，怀山药、蜜

第三章 养肾护肾，会吃才是硬道理

枣各30克，生姜6克，精盐适量。

【做法】将羊肉洗净切块入沸水锅中氽烫，捞出洗净，与洗净的冬虫夏草、枸杞子、怀山药、蜜枣、生姜一同入砂锅内，加水适量，先用武火煮沸，再转用文火炖至羊肉熟烂，加精盐调味即可食用。

【功效】调补肝肾，益精壮阳。适用于肝肾亏虚之妇女带下、阴冷不孕及男子精少不育、阳痿早泄、腰酸腿软、夜尿频多、心悸失眠、自汗盗汗等症。

【注意】外感发热及湿热内盛者不宜食用。

第四章

运动强身，不吃药就能养肾的秘诀

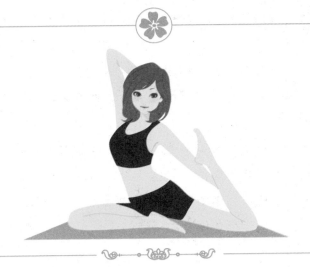

　　随着养生知识的普及，越来越多的人已经意识到运动有益于健康，要想保持肾的健康，就要了解运动中应注意的问题，以及如何选择科学合理的运动方式以保养肾脏。这样，运动才能真正有益于肾脏健康。

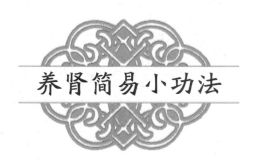

养肾简易小功法

 叩齿咽津功

中医学认为，齿为骨之余，肾的功能和牙齿的健康有着密切的关系，也就是说人的衰老与肾的功能有着非常重要的关系，所以会说"人老齿先衰，肾虚齿松软"。研究表明，牙松齿落已不仅是口腔的健康问题，而且可能会导致房事不举。近期发表在美国《性医学》杂志上的一项以色列学者的调查研究显示，慢性牙周病可能导致男性勃起功能障碍。

既然肾与牙齿有着千丝万缕的联系，那么是不是经常锻炼牙齿就可以养肾呢？答案是肯定的。中医用补肾益髓的方法，以达到延缓衰老、养肾固齿的最终目的。那么该怎么做才是对牙齿的锻炼呢？从古代流传下来的叩齿咽津功便有助于我们养肾固齿。

叩齿咽津功

【具体做法】每天下午酉时（每日17时至19时），即肾经当令时，眼平视前方或微闭，上下牙齿相对，舌尖轻顶上腭前部，上下牙齿有节律、有意识地叩击数十次。值得注意的是，叩齿所生的唾液是肾之精华，待唾液满口时再缓缓咽下。

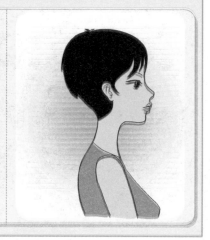

除了叩齿咽津功外，我们还可以通过练习六字气诀来达到延缓衰老、养肾固齿的目的。六字气诀可通过人体呼吸吐纳法，吸入自然界之清气，呼出体内浊气，以扶养脏腑之元气。

六字气诀

【具体做法】洗脸洁面，排空大小便后，选择空气流通之处，站立，两脚间距同肩宽，两手相叠，掌心向内贴于肚脐上，全身放松，用鼻子吸气，口呼气，呼气时分别按"嘘、呵、呼、呬、吹、嘻"发声的口形呼气，但是不出声。一吸一呼为一次，共练24次。无声读字呼气完毕后，再叩齿24次。牙齿的衰老往往是肾气不足所致，六字气诀主要是补肾气。

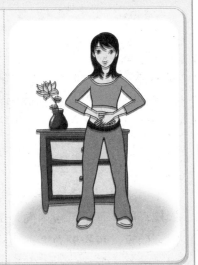

除了上面介绍的功法之外，日常生活中还要注意的一点是，排小便时尽量脚趾用力着地并咬住牙齿，这样也可以保肾气。

拉耳益肾功

中医学认为，肾藏精，开窍于耳。治疗肾脏疾病的穴位大多位于耳部。所以经常按摩耳部可起到健肾养生的作用。下面教大家一些具体的小功法，只需在一天之中抽出3～5分钟就可以使自己的肾气更加充足。

1. 搓耳轮法

【具体做法】双手拇指、食指沿耳轮上下来回推擦，每天早晚各1次，每次50下，以耳朵局部有烘热感为宜。此法有健脑、强肾、聪耳之功效，可防治阳痿、便秘、腰腿痛、耳鸣、头痛等症。

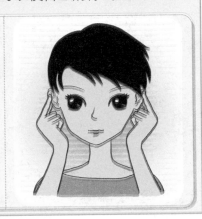

第一章
第二章
第三章
第四章
第五章
第六章
第七章

2. 全耳按摩法

【具体做法】双手掌心摩擦发热后，向后按摩双耳正面，再将耳廓向前反折按摩双耳背面，反复数次。也可以采用四指张开、前后扫耳的方式按摩双耳。二者都有疏通经络的功效，对肾及全身脏器均有保健作用。

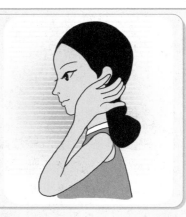

3. 提拉耳垂法

【具体做法】用双手食指、拇指提拉耳屏、耳垂，自内向外提拉，手法由轻到重，牵拉的力度以不感到疼痛为限。此法可防治头痛、头晕、神经衰弱、耳鸣等疾病。

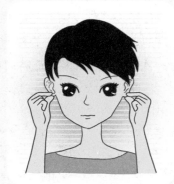

4. 提拉耳尖法

【具体做法】双手拇指、食指捏住耳尖，向上提揪、揉捏、摩擦至局部发热发红。此法有镇静、止痛、清脑、明目、退热、养肾等功效，可防治高血压、失眠、咽喉炎等症。

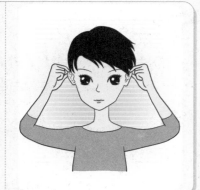

养肾壮腰功

中医学认为，腰为肾之府，肾主骨生髓。脊柱位于腰部两肾之间，全赖于肾气的滋养，因此，腰的健康与肾的关系是非常密切的。俗话说："肾虚则腰惫矣。"劳累太过，或年老体衰，或房事不节，以致肾精亏损，筋脉失于濡养，人体就会出现腰部疼痛等。

历来人们都非常重视腰部的保健和锻炼，以起到壮腰强肾的作用。当然，锻炼腰部的方法无非是通过松胯、转腰、俯仰等运动，以疏通腰部的气血，起到健肾强腰的作用。下面介绍几种效果可靠并且简便易行的锻炼方法。

1. 搓腰

松开腰带，宽衣，两手掌对搓至掌心发热后，分别放至腰部两侧，手掌贴皮肤，上下搓摩腰部，至有热感为止。可早晚各搓1遍，每遍约200下。腰部有督脉之命门穴，以及足太阳膀胱经的肾俞、气海俞、大肠俞等穴，搓后感觉全身发热，具有补肾纳气、温肾强腰、舒筋活血的功效。

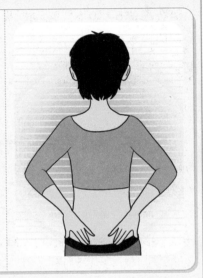

2. 转腰

两腿开立，稍宽于肩，双手叉腰，调匀呼吸。以腰为中轴，先按顺时针方向做转腰运动，再按逆时针方向做同样的转动，速度由慢到快，旋转的幅度由小到大，如此反复各做10~20次。在转腰的过程中一定要注意保持上身的直立状态，同时身体不要前仰后合。

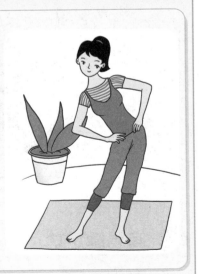

第一章
第二章
第三章
第四章
第五章
第六章
第七章

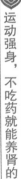

第四章 运动强身，不吃药就能养肾的秘诀

3. 折腰

立位，两脚分开与肩同宽，双手叉腰，调匀呼吸，然后以髋部为支点俯身前倾，使上体和双下肢夹角成90度，保持姿势2~3秒后还原为直立姿势，每次5~10下。运动时要尽量使腰部肌肉放松。

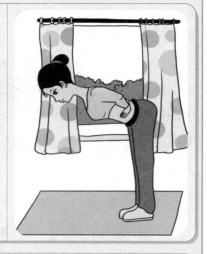

4. 拱腰

仰卧，两脚分开与肩同宽，双臂置于体侧，调整呼吸。吸气，屈双膝，脚跟尽量接近臀部；呼气，双手抱脚踝，以上肩部为支点缓缓地把腰部和臀部抬高，身体如拱桥状，保持30秒，自然地呼吸；慢慢呼气，自上肩部至臀部依次落下还原到仰卧姿势。重复动作5~10次。如果手够不到脚踝，可以让双手平放在身体两侧。

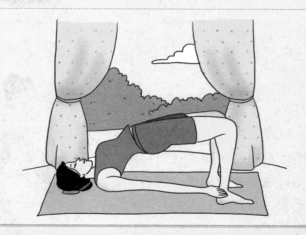

 简易健足功

中医经络学说认为，脚底是各经络起止的会聚处，脚背、脚底、脚趾汇集了很多穴位。经常进行足部按摩，使诸多穴位受到不同程度的热力刺激，从而帮助调节与平衡人体内环境，提高免疫力，达到调理脏腑、舒经活络的功效。具体来说，脚面属于胃经，足底涌泉穴连着肾经，足大趾外侧属于脾经，足小趾外侧属于膀胱经。胃经循行经过脚的第二趾和第三趾之间，胃经的原穴也在踝关节处。另外，胃肠功能强的人，站立时脚趾抓地很牢固。走路经常摔倒的人，需要考虑胃肠功能是否虚弱。下面介绍一下搓脚养肾法。

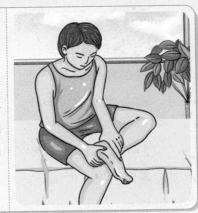

搓脚养肾法

【具体做法】每天坚持搓脚心1～2次，每次各搓左右脚心100下。也可以脱掉鞋后将一个网球大小的球状物顶在脚心，来回滚动1~2分钟，有助于强健腿脚，使步履矫健。

 温馨提醒

泡脚养肾

泡脚也可以养肾，先取适量温水置于泡脚盆中，水温以脚部感觉舒适为准，也可遵医嘱在水中加入适量的中药，一般说来，气虚的人可选用党参、黄芪、白术等补气药；想要活血补肾的人可选用当归、赤芍、红花、独活等。这些中药每样取用15～20克，用砂锅煎煮，然后将煎好的药液去渣倒进泡脚盆里，稍凉后加入适量热水浸泡20分钟后用热毛巾擦干即可。每晚泡脚后半小时内上床睡觉为佳。

简易梳头功

中医学认为，"发为血之余""肾之华在发"。因此，如果头

第一章
第二章
第三章
第四章
第五章
第六章
第七章

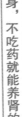

发出现了非人为的健康问题，多为肝肾精血不足所致。同时，人体十二经脉和奇经八脉都汇聚于头部，头部有百会、太阳、风池等多个穴位，可谓诸阳所汇，百脉相通。通过梳头的方式来按摩刺激这些穴位，可加强人体经络与全身各组织器官之间的联系，促进诸阳上升，百脉调顺，阴阳平衡，可起到疏通经络、运行气血、补肾养生的效果。

1. 挑选合适的梳子

梳头以牛角梳、木梳等不会产生静电者为佳，尼龙、塑料的梳子容易产生静电，对头发、皮肤有损伤，不宜使用，梳齿应疏密适中，齿端不能太尖锐，且要注意保持梳子的清洁。

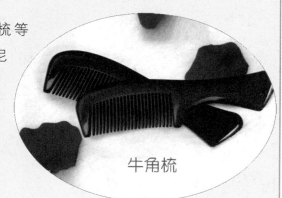

牛角梳

2. 早晚梳头

用适中的力度和轻柔缓慢的动作，由前额向后梳头，2分钟内梳100次为一回，每天早晚各一遍，每遍以2~5回为宜，以头皮有热、胀、麻感为宜。

❤温馨提醒

梳头时一定要掌握好力度，力度要适宜、均匀，不能过猛过狠。当遇到头发散乱或打结的情况时，一定要耐心轻慢地顺势梳理，切不可生拉硬扯，损伤头发。

 简易提肛功

所谓提肛就是有规律地往上提收肛门，然后放松，这样一提一松可以有效锻炼肛门处肌肉，改善局部血液循环，有助于痔疮的治疗与恢复。此外，常做提肛动作，还可以平衡脏腑，增强肾的功能，并促进气血的流通，对便秘、肛裂、前列腺炎等慢性疾病有很好的防治作用，对人体健康大有裨益。

【具体做法】取坐位，双脚分开与肩同宽，双手自然放于两大腿上；集中注意力，同时放松身心；然后收腹，缓缓地吸一口气，并有意识地向上收提自己的肛门，屏住呼吸并保持收提的状态2~3秒，然后呼气放松。一提一松为一次，每遍可做30~50次或持续5~10分钟，每日1~2遍。

♥温馨提醒

提肛运动可于每日便后、晨起或晚上临睡前进行，连续锻炼30天后，应休息一周再继续锻炼。此运动不受时间、地点、环境的限制。需要注意的是，在精神紧张、情绪不佳，或疲劳饥饿时，不要勉强进行，以免加快气血的运行，对身体带来不利影响。

第一章
第二章
第三章
第四章
第五章
第六章
第七章

第四章

运动强身，不吃药就能养肾的秘诀

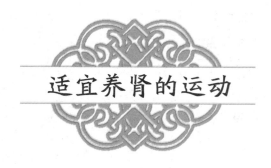

适宜养肾的运动

散步养肾法

　　脚是反映人体健康的晴雨表。人体的五脏六腑在脚上都有相应的反射区，脚也是足三阴经之始、足三阳经之终，同时双脚分布有60多个穴位。足部的每一个反射区都与其同名的器官有相应的生物学特性。因此，走路相当于刺激了脚底的穴位及反射区，不仅能促进人体气血运行，调节内脏功能，疏通全身经络，增强机体免疫力，而且具有强身健体、延年益寿的功效。

　　那么，怎样散步才能起到保健作用呢？

　　步行锻炼可分为5类：很慢速走，每分钟走60～70步，每小时2.5～3千米；慢速走，每分钟走70～90步，每小时3～4千米；中速走，每分钟走90～120步，每小时4～5千米；快速走，每分钟走120～140步，每小时5.5～6千米；很快速走，每分钟140步以上。散步时应该是抬头挺胸，迈大步，双臂随步行的节奏有力地前后交替摆动。运动的强度要因人而异。一般是稍稍出汗，就能达到锻炼和健身的目的。中老年人步行时，应由少到多，由慢到快，循序渐进。快步走时，以心率不超过每分钟100~110次为宜。

温馨提醒

体弱者每小时走5千米以上为宜，走得太慢则达不到强身健体的目的。只有充分活动才能调节全身各器官的功能，促进新陈代谢。散步时间最好在清晨或饭后1小时进行，每日2~3次，每次半小时以上。

第一章
第二章
第三章
第四章
第五章
第六章
第七章

骑车健肾法

清晨，人们经常会在乡间的马路，或者城市郊区的环城公路上，看到一些精神矍铄、正在骑行的老年人。那么，骑行对养肾护肾有什么好处呢？

首先，骑行可以有效锻炼下肢，增加下肢血液流量，从而起到养肾护肾的作用。

其次，骑行的时候，体内外气体交换活跃，大量新鲜空气进入体内，这就为生发肾气打下了良好的基础。

基于上述两个原因，骑行可以有效改善心肾功能，锻炼肌肉关节。骑行虽好，但是在实际锻炼中也要注意节奏和姿势，这样才能收到好的

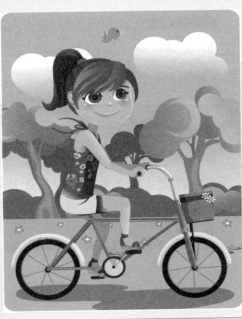

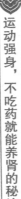

第四章

运动强身，不吃药就能养肾的秘诀

效果。

● 骑车时不要绷紧上半身，一定要放松手掌、手臂及脸部肌肉。

● 可以采用中等速度不间断骑行40分钟以上，同时要注意有规律地呼吸。

● 骑车时节奏要慢一点。在骑车过程中，切忌做憋气、剧烈用力和深度低头的动作。

 ## 踮脚走路法

中医学认为，肾为"先天之本"，与骨骼、牙齿、耳朵关系密切。老人由于肾气逐渐衰退，常常表现为牙齿松动、双腿乏力、听力下降等。如果有这些症状，不妨尝试踮脚走路法，这种方法不仅能增强心肺功能，改善血液循环，而且有助于缓解压力和解除忧虑，使思维变得更加清晰、灵活。最重要的是，踮脚走路能养肾护肾。

踮脚走路时，通常是前脚掌内侧、足大趾起支撑作用，而足少阴肾经、足厥阴肝经和足太阴脾经都经过此处。因此，踮脚走路能够刺激肾经、肝经、脾经。每天踮脚走10分钟左右，其间可以走走停停，只要达到刺激穴位的目的就可以了。但踮起脚尖走路有一定难度，尤其对于老年人来说，因此一定要循序渐进，刚开始练习时身边最好携带帮扶物。

♥温馨提醒

踮脚走路时要穿软底运动鞋、平底鞋或防滑鞋；要走平地，避开湿滑地面，以防摔倒；保持抬头挺胸的姿势；尽量提臀，微微踮起脚跟，脚跟先离地，将身体重心转移至脚底外侧，随之再转移到脚掌下面接近脚趾根的部分；尽量使身体处于放松状态；呼吸要有节奏；长期坚持，每次不可过度锻炼；患有重度骨质疏松的老人不适合进行踮脚走路。

踢毽子养肾

踢毽子以下肢肌肉的协调
运动为主，功夫在脚上。踢
毽子既能增强肌肉、骨骼的
运动功能，又能有效地预
防一些血液回流障碍性疾
病。踢毽子是全身性运动，
可以有效地加速血液循
环，从而有效滋养肾脏，
修整体态。

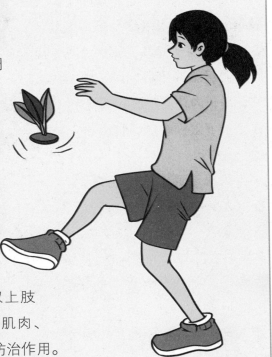

除此之外，踢毽子时双上肢
有节律地摆动，活动肩背部肌肉、
关节，对肩周炎也有较好的防治作用。

踢毽子还可以防治亚健康状态，从而为
肾脏的健康提供精神支持。因为踢毽子是一个团体运动，飞舞的毽
子牵动着所有人的眼球，调动着所有人的责任感，激发人们团结进
取的精神；同时踢毽子时彼此有说有笑，有喊有叫，气氛融洽。这
不仅可以让人心胸开阔，而且能够纾解心中的郁结，从而有利于在
精神上养肾。

 ## 太极拳养肾

太极拳是以儒家、道家哲学中的太极及阴阳辨证理论为核心，结
合阴阳五行的变化、中医经络学、导引术、吐纳术所形成的，集强身健
体、竞技对抗等多种功能为一体的拳术。

经常练习太极拳可以强身健体。中医学认为，人身之阴阳，往往

第一章
第二章
第三章
第四章
第五章
第六章
第七章

第四章

运动强身，不吃药就能养肾的秘诀

不得其平，则血气滞而疾病生。太极拳以功为本，以拳为母，以养为主。作为内功修炼之道，太极拳可以疏通经络，平秘阴阳，培补内气，增长内功。下面我们就来讨论一下太极拳对肾脏保养的一些作用。

太极拳通过运动腰脊部以及调节呼吸对肾功能进行锻炼。打拳时要求"刻刻留心在腰隙"。首先通过意志导引，使注意力集中于腰部，再通过腰部动作的扭转、浮沉运动，对肾脏进行按摩，加强肾脏的血液循环。运动后消化功能增强，新陈代谢加快，后天之精得以补充，加强肾藏精的功能。对于呼吸调节，太极拳要求"调息绵绵，气沉丹田""气归丹田，上虚下实，中气存于中，虚灵含于内"。太极拳对气的蓄养训练就是对肾主纳气的锻炼。当气沉丹田时，肾脏血液流动加快，有利于肾对水液的调节。同时，练习太极拳过程中通过吐故纳新，化为后天之本充实肾精，加强肾功能。

太极拳还可以有效地使人体经络疏通与气血流畅，有利于人体新陈代谢和增强各器官及各系统的功能，从而增强对外界环境的适应能力和抵抗能力。经常练习太极拳对心血管系统有良好的影响，能促进血液循环，对心脏疾病、高血压及动脉硬化具有较好的调理作用。

在练习太极拳的过程中，存在很多不规范的情况，这里做一简单说明。太极拳锻炼要调身、调息、调心，全神贯注。同时，练习太极拳时，动作要采用松而有力、刚柔并进、连绵不断的运行之法；运动时锻炼者的姿势应做到头颈正、含胸拔背、松腰松胯、松静自然、气沉丹田、上下相随、动中求静；锻炼者可根据自己的健康状况、体力来选择适宜的运动量。一般来说，打一套简化太极拳需用4~6分钟，要求运动时的心率不高于105~120次／分。年老体弱者可由简入繁，循序渐进，待身体适应后再逐步增加练习的强度。

第一章
第二章
第三章
第四章
第五章
第六章
第七章

瑜伽养肾

在瑜伽众多体式中，有很多保养肾脏的动作，如蛇式、弓式、桥式与猫式等，也可以达到活化内脏的目的。

1. 蛇式

此体式有助于背痛、椎间盘突出的康复，改善脊柱灵活性，强健脊柱肌肉。如果练习方法得当，

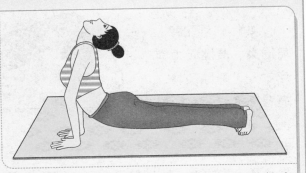

此体位甚至可以治愈脊柱的伤病。此法可促进血液循环，滋养脊柱神经和血管，令体内各腺体"规律活动"，改善月经，有益于生殖器官和女性性功能失调的恢复。做此动作时要俯卧，额头点地，双手放于胸部两侧，慢慢抬头，用脊柱的力量带起上身，使腹部离开地面，双臂屈肘撑地，肩膀后收，双臂伸直，均匀呼吸，保持姿势10~20秒，身体慢慢回落，双手放回身体两侧。

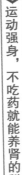

第四章 运动强身，不吃药就能养肾的秘诀

2. 弓式

此体式可调整内分泌、甲状腺功能，对性冷淡、肠胃失调等均有疗效，还能消除背部赘肉，矫正驼背，健胸瘦身，预防臀部下垂，塑造身体

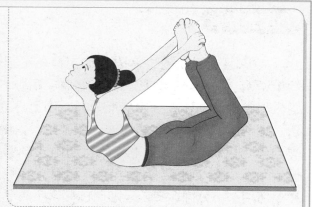

曲线，效果显著。做此动作时取俯卧位，双脚并拢，双手平放体侧。吸气，弯曲双膝，脚跟靠近臀部，双手分别向后抓住两脚踝，额头触地，然后将双腿慢慢抬高至极限，双臂要伸直；吐气，上身挺起，头部后仰，突出喉部与下颌，全身呈弓形姿势，两腿尽量向上抬起，最大限度地抬高双腿，强化腰部的挤压，将注意力放在腹部、腰部。保持此姿势自然呼吸5次，重复练习3遍。

3. 桥式

此体式对驼背、肩周炎、腰腿无力有疗效，可消除颈椎、肩背部紧张，美化臀部，强化腿部肌肉。做此动作时仰卧，两

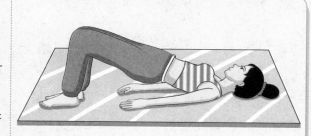

脚分开与肩同宽，双臂置于体侧，调整呼吸。吸气，屈双膝，两脚跟尽量靠近臀部，用腰肌的力量将臀部和腰部抬起来。接着，双手托腰，小臂支撑于地。呼气，将脚跟抬起，膝盖并拢，大腿内侧肌肉夹紧。先吸气，然后呼气，同时左腿向上伸直，保持5～10秒，自然呼吸。吸气，左腿还原，呼气，将右腿向上伸直，保持5～10秒，自然呼吸。左右腿各做3次，然后放松还原。

4. 猫式

此体式有助于矫正头部的歪斜，消除颈部疲劳以及按摩腹部。做这个动作时，双手撑于肩膀正下方，双膝着地，大腿与地面垂直，吸气，抬头，展开胸腔，肩膀远离耳部，放松腹部向下，拉伸腹部肌肉。

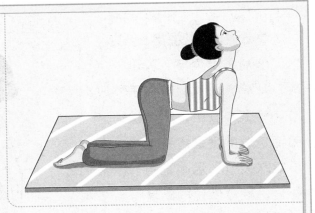

第一章
第二章
第三章
第四章
第五章
第六章
第七章

倒退行走可健肾

倒退行走又叫"倒走"，是一种有益的健身方法。倒走与向前走使用的肌群不同，可以弥补我们正常走路时的不足，刺激不常活动的肌肉。倒走时需要挺直腰身或略后仰，这样脊椎和腰背肌将承受比平时更大的负荷，使在向前行走中得不到充分活动的脊椎和背肌得到锻炼，有利于气血顺畅。倒走还可以刺激脚底的养肾大穴——涌泉穴。涌泉穴是人体足少阴肾经上一个非常重要的穴位。它位于足底中线前三分之一交点处，即屈趾时，脚底前凹陷处。《黄帝内经》

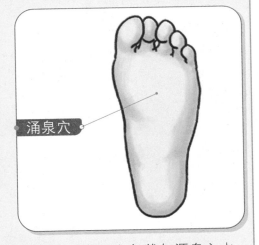

涌泉穴

说："肾出于涌泉，涌泉者足心也。"意为肾经之气犹如源泉之水，源于足下，灌溉周身四肢各处。经常倒走或散步，可使涌泉穴得到不断的刺激，使肾经经气充足，耳聪目明，精力充沛，腰膝壮实不软，行走有力。

倒走时，双腿要用力挺直，这就增加了膝关节、股肌的负荷，从而会使膝关节周围的肌肉、韧带及股肌都得到锻炼。因倒走时脚尖是虚着地的，主要靠踝关节和足跟骨用力，又使这些相应部位的功能得到了锻炼。行走时，要留意运动方向，因而使空间和位置的感知能力得到锻炼；还要注意身体的平衡，以防摔倒，因而使主管人体平衡的小脑也受到积极的锻炼，增强身体的灵活性及

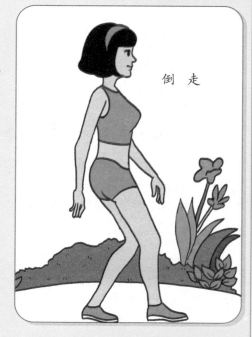

倒　走

协调功能。此外，倒退行走时，动作频率较慢，可自行调节步伐，体力消耗也不大，这项活动很适合不宜做剧烈运动的人，如体弱者及冠心病、高血压患者等。在锻炼结束后再练习倒退行走还有助于调节心情和促使身体疲劳的恢复。

整日伏案工作或学习的人，采用这种方法能有效地消除疲劳和腰背酸痛之苦。有研究表明，中老年慢性腰背痛患者，每次倒走后会感到腰部舒适轻松，长期坚持对腰痛有明显治疗作用。青少年正值生长发育时期，采用倒走也有益于躯干发育，降低鸡胸、驼背的发生率。科学研究表明，倒走可以锻炼腰脊肌、股四头肌和踝膝关节周围的肌肉、韧带等，从而调整脊柱、肢体的运动功能，促进血液循环。

此外，长期坚持倒走对腰腿酸痛、抽筋、肌肉萎缩、关节炎等有良好的辅助治疗效果。更重要的是，倒走属于不自然活动方式，可以锻炼小脑对方向的判断和机体的协调能力。

　　倒走时膝盖不要弯曲，步子均匀而缓慢，双手握拳，自然摆动，挺胸并有规律地呼吸。每天倒走200～400步，长期坚持，可以使身体直立，胸部挺起，膝盖不弯曲，骨骼圆润，全身轻松。倒走可刺激不常活动的肌肉，促进血液的循环，锻炼机体的协调能力。另外，值得注意的是，倒走在室内室外皆可进行，但人多车多的地方、低洼不平的路上不宜行走，以免摔倒，尤其老年人更应注意安全。

第一章
第二章
第三章
第四章
第五章
第六章
第七章

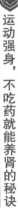

第四章

运动强身，不吃药就能养肾的秘诀

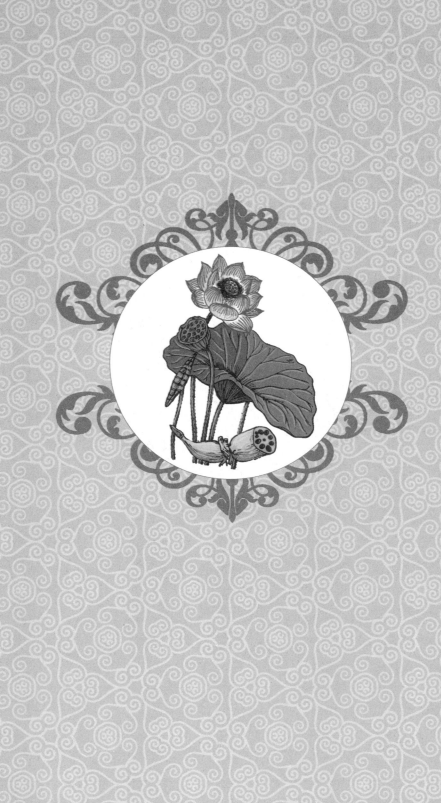

第五章

六管齐下，中医养肾有妙招

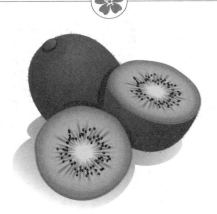

　　肾脏疾病是困扰很多人的常见病，严重影响着人们的生活质量。罹患肾脏疾病后及时进行护理与用药治疗是保养肾脏的关键。中医非常注重肾脏的养生保健，其肾脏养生的绝招，定能让你有一个健康的肾。

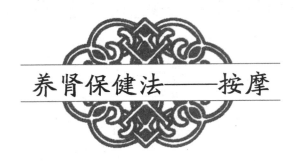

养肾保健法——按摩

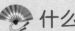 什么是按摩

《医宗金鉴·正骨心法》曰:"按者,谓以手往下抑之也。摩者,谓徐徐揉摩之也……按其经络,以通郁闭之气;摩其壅聚,以散瘀结之肿,其患可愈。"所谓按摩,就是将中医脏腑、经络学说与西方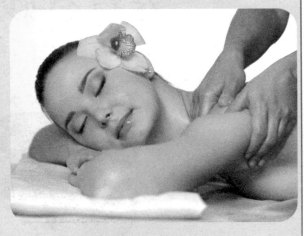医学中的解剖、病理诊断相结合,在人体特定部位做推、按、捏、揉等手法,以达保健治病的目的。

在原始社会,人类在生产劳动时或与野兽搏斗中,必定有一些外伤发生。出现疼痛时,他们自然地用手去抚摸、按揉,使疼痛得到缓解;当人体的某一部位受到损伤出血时,人们便本能地用手按压出血部位以止血;当损伤使局部肿胀时,人们又本能地通过抚摸、按揉使肿胀变小或消失,从而缓解肿痛。另外人们发现,用石片等刮擦某些部位能缓解一些特定的病痛。人们重复地应用一些能够祛病的抚摩按揉手法,随着时间的迁移,这些手法得到发展和积累。在长期的认识实践过程中，按摩逐渐从无意识的偶然动作演变成系统的治疗方法。约在几千年前，我们祖先就为按摩奠定了基础，按摩逐步成为一门学科。

🪭 按摩涌泉穴，增强肾功能

涌泉穴为肾经井穴。涌，外涌而出；泉，泉水；意指体内肾经的经气初出如泉水涌出体表，灌溉周身各处，故名。本穴主治神经衰弱、精力减退、倦怠、小便不利、大便难、头晕、眼花、高血压、糖尿病等证属肾虚者。

【精确定位】足底部，蜷足时足前部凹陷处，约当第2、第3趾趾缝纹头端与足跟连线的前1/3与后2/3交点处。

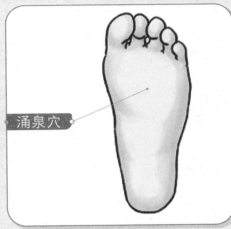

涌泉穴

【简易取穴】抬脚，蜷足，足底最凹陷处即是，按压时有酸痛感。

【一按就灵】用热盐水浸泡双足。每日临睡前浸泡15～30分钟，然后盘腿而坐，用双手按摩或屈指点压双侧涌泉穴，以感到酸胀为宜，每次点压50～100下。长年坚持，可增强肾功能，防治脱发、白发。

【养肾说明】涌泉穴为起始于足底的肾经第一穴，不仅对肾病具有防治作用，而且是人体养生、防病、治病、保健的大穴，常按可以增强体质，使人精力旺盛。

🪭 按摩太溪穴，益阴补阳

太溪穴为肾经输穴、原穴。太，大；溪，溪流；意指肾经水液在

第一章
第二章
第三章
第四章
第五章
第六章
第七章

此形成较宽大的浅溪，故名。本穴主治肾虚引起的遗精、阳痿、小便频数、腰脊痛、下肢厥冷、齿痛、耳聋、耳鸣、气喘、月经不调、失眠、健忘等症。

【精确定位】在足内侧，内踝后方，内踝高点与跟腱后缘连线的中点凹陷处。

【简易取穴】从足内踝向其后推至足跟腱之间的凹陷处即是。

【一按就灵】用拇指指腹由上往下刮此穴，每日早晚各一次，左右足各刮2分钟左右即可。需要说明的是，按摩讲究

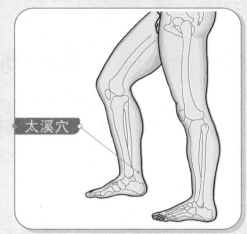

太溪穴

"左病治右，右病治左"。如果左侧太溪穴感觉很痛，说明右肾有疾，反之亦然。

【养肾说明】太溪穴为足少阴肾经之原穴，足少阴肾经之气血通过该穴向外传输。故此穴既可益阴，又能补阳。中医学认为，肾开窍于耳，肾的精气上通耳窍，耳的听觉与肾精盛衰有密切的关联。肾精充沛，则听觉敏捷。所以，老年人常按此穴可以防治耳鸣、听力下降等症。

按摩然谷穴，充盈肾水

然谷穴为肾经荥穴。然，同燃；谷，两山所夹空隙；意指肾经外涌的经水在此大量气化，经水如同被燃烧蒸发一般，故名。此穴主治遗精、阳痿、小便不利、泄泻、下肢痿痹、胸胁胀痛、咯血、月经不调、阴挺、阴痒等证属肾水亏虚者。

【精确定位】在足内侧缘，足舟骨粗隆下方，赤白肉际处。

【简易取穴】足内侧缘，内踝前下方有一明显骨性标志，为舟骨，其前下方凹陷处即是。

【一按就灵】拇指用力往下按，按压后马上放松。按压时穴位周围乃至整个腿部的肾经循行处都会有强烈的酸胀感，但随着按压力度的减轻，酸胀感也会消退。等酸胀感消退后，再重复按压，如此重复10~20次。

【养肾说明】然谷穴是升清降浊、平衡水火的首选穴位，

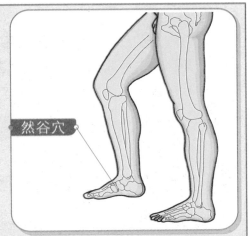

然谷穴

对肾水的充盈很有帮助，有专治阴虚火旺之功。而且然谷穴还含有"燃烧谷物"的意思，可以增强脾胃功能，促进消化。因此，推拿然谷穴还能治疗饮食过度产生的不适。

按摩大钟穴，补充肾气

大钟穴为肾经络穴。大，巨大；钟，古指编钟，其声浑厚洪亮。意指肾经经水在此如瀑布从高处落下一般，声如洪钟，故名。此穴主治腰脊强痛、痴呆、嗜卧、足跟痛、二便不利、月经不调等症。

【精确定位】大钟位于跟区，内踝后下方，跟骨上缘，跟腱附着部前缘凹陷处。

【简易取穴】先找到太溪穴，在其后下方摸到足后跟骨头，其内侧前方凹陷处即是。

【一按就灵】用指腹按住此穴6秒，然后慢慢松开，如此反复按压，不拘时。配郄门穴可以治疗惊恐畏人、神气不足；配太溪穴、神门穴治心肾不交之心悸、失眠；配行间穴治虚火上炎之易惊；

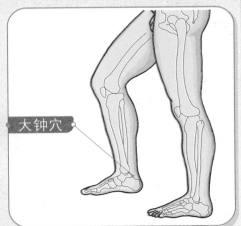

大钟穴

第一章
第二章
第三章
第四章
第五章
第六章
第七章

第五章

六管齐下，中医养肾有妙招

配鱼际穴治虚火上炎之咽痛。

【养肾说明】大钟穴为肾经之络穴，刺激此穴，可以调理肾经气血。此外，络穴即联络之穴，意思是它像一座桥梁，可以沟通表里两经。肾与膀胱相表里，又与膀胱相通，所以大钟穴还同时具有调节肾经和膀胱经的作用。

🪭 按摩复溜穴，补肾滋阴

复溜穴为肾经经穴。复，再；溜，同流，意指肾经的水湿之气吸热蒸发上行，上行至本穴后再次吸收天部之热而蒸升，气血的散失如溜走一般，故名。本穴主治泄泻、水肿、盗汗、腰脊强痛、腿肿、足痿等症。

【精确定位】在小腿内侧，内踝尖直上2寸，跟腱的前缘。

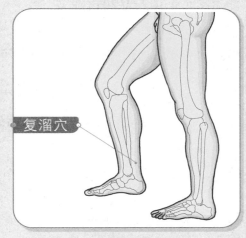

复溜穴

【简易取穴】先找到太溪穴，在此处直上量取两指宽，跟腱的前方即是。

【一按就灵】将拇指指腹按在复溜穴处，对拿左右侧复溜穴各36次，交替揉拿至局部有温热感为宜。

【养肾说明】复溜穴有补肾滋阴、利水消肿的功效，不仅如此，复溜穴还是治疗水液失调的要穴，可用于治疗二便不利。

🪭 按摩关元穴，培补元气

关元穴为足三阴、任脉之会。关，关藏；元，元阴、元阳；意指此穴为人身元阴元阳关藏之处，故名。本穴主治虚劳冷惫、小便不利、尿频、尿闭、遗精、白浊、阳痿、早泄、恶露不止、胞衣不下等症。

【精确定位】在下腹部，前正中线上，当脐中下3寸。

【简易取穴】在下腹部，前正中线上，肚脐正下方四横指处即是。

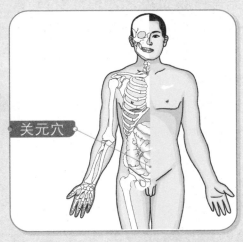

关元穴

【一按就灵】将五指略翘起，用温热的掌心对准关元穴轻轻揉摩，注意不要用力去按压穴处。以有温热感为宜。老年人、体质虚弱及元气不足的人会感觉慢些。配中极穴、命门穴、三阴交穴可以辅助调治男子不育症、阳痿、遗精、早泄、尿频、尿闭、遗尿等症。

【养肾说明】一个人生长发育的情况以及体质的强弱取决于人体的先天元气。禀受于父母的叫作先天之气，呼吸而来的叫作呼吸之气，通过脾胃消化而来的叫作水谷精微之气。这些气最后汇聚在一起，下沉丹田，这就是元气了。关元穴是关藏全身元气的场所。经常按摩关元穴，能够补养元气，抵御邪气，提高免疫力。

🪭 按摩气海穴，益肾壮阳

气海穴，位于任脉上。气，气态物；海，大；意指任脉水气在此吸热后气化胀散而化为充盛的天部之气，本穴如同气之海洋，故名。本穴主治大便不通、遗尿、遗精、阳痿、疝气、月经不调、痛经、形体羸瘦、四肢乏力等症。

【精确定位】下腹部，前正中线上，当脐中下1.5寸。

【简易取穴】在下腹部，正中线上，肚脐中央垂直向下两横指处即是。

第一章
第二章
第三章
第四章
第五章
第六章
第七章

【一按就灵】按摩此穴时，要与呼吸相结合，先排空二便，放松腹部。然后用掌根部抵住气海穴，徐徐用力下压，同时深吸一口气，缓缓吐出，如此不断地重复。或以右掌心紧贴于气海穴的位置，按顺时针方向分小圈、中圈、大圈，按摩100~200次。再以左掌心按逆时针方向，如前法按摩100~200次，按摩至有热感。

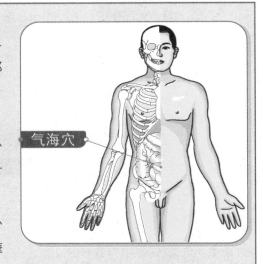

气海穴

【养肾说明】百川归大海，人身之中，诸气会聚才能享有"气海"的美誉。古代医家对气海穴的作用也是十分重视的，认为丹田之气由精产生，气又生神，神又统摄精与气。精是本源，气是动力，神是主宰，丹田（气海）内气的强弱，决定了人的盛衰存亡。因此，常按气海穴有益肾壮阳、增补元气的功效。

按摩肾俞穴，增强肾功能

肾俞穴为肾的背俞穴。肾，肾脏；俞，输；意指肾的寒湿水气由此外输膀胱经，故名。本穴主治遗尿、遗精、阳痿、月经不调、水肿、耳鸣、耳聋、腰痛等症。

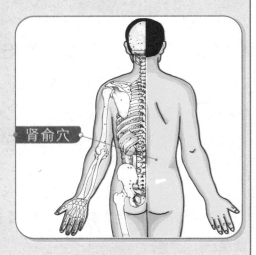

肾俞穴

【精确定位】在腰部，当第2腰椎棘突下，旁开1.5寸。

【简易取穴】先找到第12胸椎，再向下找到第2腰椎，在其棘突下缘旁开两横指处即是。

【一按就灵】双掌摩擦至有热感后，将掌心贴于肾俞穴，如此反复3～5分钟；或者直接用手指按揉肾俞穴，至出现酸胀热感。此方法适合所有人，经常按摩肾俞穴对养生大有帮助，尤其适合脑力劳动者。

【养肾说明】肾俞穴是背俞穴之一。背俞穴是五脏六腑之精气输注于体表的部位，是调节脏腑功能、振奋人体正气的要穴。《类经》中说："十二俞皆通于藏气。"背俞穴都分布在腰背部膀胱经上，各脏腑的背俞穴与其相应的脏腑解剖体表投影位置基本对应。肾俞穴所处的位置与肾所在的解剖体表投影部位也是对应的，为肾气出入之处。因此，肾俞穴对于肾的功能有着非常重要的保健作用。

第一章
第二章
第三章
第四章
第五章
第六章
第七章

按摩命门穴，强肾固本

命门穴，位于督脉上。命，人之根本；门，出入的门户；意指脊骨中的阴性水液由此外输督脉，本穴外输的阴性水液有维系督脉气血川行不息的作用，为人体的生命之本，故名。本穴主治虚损腰痛、遗尿、尿频、泄泻、遗精、阳痿、早泄、头晕、耳鸣、惊恐、手足逆冷等症。

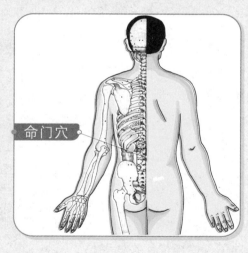

命门穴

【精确定位】在腰部，当后正中线上，第2腰椎棘突下凹陷中。

【简易取穴】肚脐水平线与后正中线交点处即是。

【一按就灵】利用手掌心在命门穴和肾脏位置进行摩擦，以发热为佳，接着用擦热的掌心盖在两个肾脏所在的位置上，意念停留在命门穴上，保持10分钟左右即可。

【养肾说明】命门穴的养肾功能包括养肾阴和养肾阳两方面。中医学认为，命门蕴藏先天之气，内藏真火——人体的阳气，火弱的人会出现四肢清冷、五更泄泻的症状。经常按摩命门穴可强肾固本，温肾壮阳，强腰膝，能治疗腰部虚冷疼痛、遗尿、腹泻、遗精、阳痿，以及虚寒性月经不调、习惯性流产等症，并能延缓衰老。

按摩足三里穴，补益气血

足三里穴为足阳明胃经之合穴。足，指穴所在部位为足部，别于手三里穴之名也；三里，指穴内物质作用的范围；该穴名意指胃经气血物质在此形成较大的范围，本穴物质为犊鼻穴传来的地部经水，至本穴后，散于本穴的开阔之地，经水大量气化上行于天，形成一个较大的气血场，如三里方圆之地，故名。

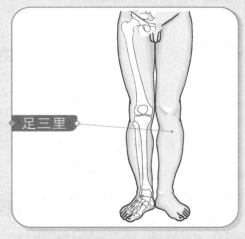

足三里

本穴主治胃痛、呕吐、噎膈、腹胀、泄泻、痢疾、便秘、乳痈、肠痈、下肢痹痛、水肿、癫狂、脚气、虚劳羸瘦等症。

【精确定位】在小腿前外侧，当犊鼻下3寸，距胫骨前缘1横指（中指）。

【简易取穴】站位，弯腰，同侧虎口围住髌骨上外缘，其余四指向下，中指尖所在处即是。

【一按就灵】刺激足三里穴的方法除了用手进行按揉外，也可以用一个小按摩锤对此穴进行敲击，力度以产生酸胀感为宜，每次5~10分钟便可。

【养肾说明】肾为"先天之本"，脾胃为"后天之本"。按摩足三里穴能够促进气血运行，起到温中散寒、健脾补胃的作用，对五脏六腑有充养作用。而肾的精气有赖于水谷精微的培育和充养。所以，要想肾脏安康，必须调和脾胃，以达到补益气血、固本培元的目的。

🪷 按摩三阴交穴，调肝补肾

三阴交为足太阴经、足少阴经、足厥阴经之交会穴。三阴，足三阴经，交，交会；意指足部的三条阴经中气血物质在本穴交会，故名。

本穴主治遗精、阳痿、遗尿、疝气、失眠、冠心病、中风及其后遗症等。此外，妇女一切经、带、胎、产病症，均可按摩三阴交穴，可收祛病养身的效果。

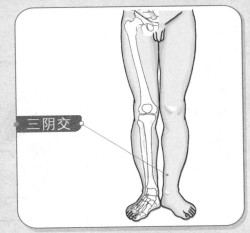

三阴交

【精确定位】在小腿内侧，当足内踝尖上3寸，胫骨内侧缘后方。

【简易取穴】内踝尖向上量4横指，食指上缘所在水平线与胫骨后缘的交点处即是。

【一按就灵】每天晚上17~19时为肾经当令之时，此时用力按揉双侧三阴交穴各15分钟左右，能促进人体气血畅通，使得面色红润，睡眠踏实。

【养肾说明】此穴为足太阴脾经、足少阴肾经、足厥阴肝经交会之处，因此应用广泛，除可健脾益血外，也有调肝补肾、安神的功效。

第一章
第二章
第三章
第四章
第五章
第六章
第七章

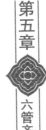

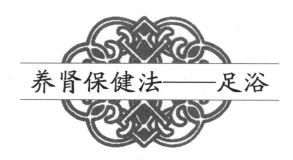

养肾保健法——足浴

 ## 足浴的养生意义

人体健康与脚有密切的关联。人的脚，就好像树的根，树枯根先竭，人老脚先衰。脚在养生保健中的作用，很早就引起古人的重视和研究。古书《琐碎录》中称足是人之底，一夜一次洗。文坛巨匠苏东坡留有"主人劝我洗足眠，倒床不复闻钟鼓"的诗句。贵为天子的乾隆皇帝也信奉"晨起三百步，晚间一盆汤"的养生之道。

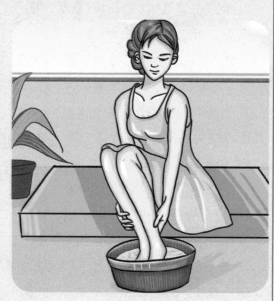

中医学认为，人体五脏六腑和脚都有相应的关系，人体踝部以下有60余个穴位，用热水泡脚如同用艾条灸这些穴位，可起到促进气血运行、温煦脏腑的作用，坚持睡前用热水泡脚，有助于安神除烦，使睡眠更加香甜。

我国民间歌谣云："春天洗脚，升阳固脱；夏天洗脚，暑湿可祛；秋天洗脚，肺润肠濡；冬天洗脚，丹田温灼。"这是颇有道理的。

哪个时间段适合足浴

适合足浴的时间是21时左右，此时泡脚不但可以缓解一天的疲劳，而且有护肾的功效，但是泡脚时间不宜过久，否则会损害肾阳，每次泡30分钟左右就可以了。

在泡脚的时候，可以根据自己的体质加入老姜、艾叶、红花或者花椒来熬水泡脚。这些药材不但能够促进血液循环，而且还有杀菌的效果。由于这些药材具有显著的活血功能，因此孕妇和月经期女士不适合使用这些药材泡脚。

足浴的时间与频率

每次足浴的时间需因人而异，用于强身保健，每次泡脚30分钟左右，用于治疗疾病如失眠、寒性痛经、阳痿等，一般需足浴45分钟左右方能收效，并需与熏蒸相结合。此外，还须结合足浴者的健康状况、所患疾病情况及足浴后的自我感受进行调整。如身体虚弱者应将足浴时间控制在30分钟左右，儿童应控制在20分钟左右。

每天足浴的次数：用于强身保健者每天泡脚1次即可；用于治疗疾病者可每天泡脚1～2次。

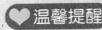 **温馨提醒**

老年人泡脚的时间要再短一些，因为老年人泡脚时间过长，容易引发出汗、心慌等症状，所以，老人每日临睡前泡脚20分钟为佳。

慢性肾炎的足浴疗法

慢性肾炎也称慢性肾小球肾炎，本病多发生于青壮年。病情发展较慢，病程在一年以上，初起患者可毫无症状，临床表现多样，可出

第一章
第二章
第三章
第四章
第五章
第六章
第七章

现蛋白尿及血尿，患者可有疲乏无力、水肿、贫血、抵抗力降低以及高血压等症。本病属中医"虚劳""头风""水肿"范畴，应以温肾健脾为治疗原则。中药足浴对本病有一定的辅助疗效。

方 1 金樱菟丝子水泡脚

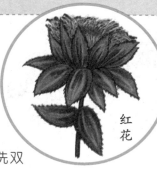

金樱子

【组成】金樱子、菟丝子、女贞子、枸杞子、车前子、丹参各20克，党参、蒲公英、赤小豆各30克，萆薢15克。

【用法】将上药加清水适量，煎煮30分钟，去渣取汁，与2000毫升开水一起倒入盆中，先熏蒸双脚，待温度适宜时泡洗双脚，每日早晚各1次，每次熏泡40分钟，40日为1个疗程。

【加减】气虚者，加黄芪40克；血虚者，加何首乌30克，当归10克；水肿者，加泽泻25克，大腹皮15克；阳虚者，加熟附子6克。

【功效】补肾健脾，活血化瘀，利水退肿。

方 2 益母草黄芪水泡脚

【组成】益母草30克，黄芪、当归各20克，党参15克，川芎、红花各12克。

【用法】将上药加清水适量，浸泡20分钟，煮数沸，取药液与1500毫升开水同入泡脚盆中，趁热熏蒸，待温度适宜时泡洗双脚，每日2次，每次熏泡40分钟，45日为1个疗程。

红花

【功效】补虚固本，活血化瘀。

方 3 薏苡仁水泡脚

【组成】薏苡仁30克，滑石粉、茯苓各24克，益母草18克，砂仁壳5克，肉桂3克。

【用法】将上药加清水适量，煎煮30分钟，去渣取汁，与2000毫升开水一起倒入盆中，先熏蒸，待温度适宜时泡洗双脚，每日1次，每次熏泡40分钟，30日为1个疗程。

【功效】健脾利湿，益肾化浊。

第一章
第二章
第三章
第四章
第五章
第六章
第七章

足跟痛的足浴疗法

足跟痛多发于40~60岁老年人，尤以体型肥胖的中老年妇女多发。本病起病缓慢，多为一侧发病，主要表现为足跟或脚底部酸胀或针刺样痛，步履艰难。中医学认为，本病与肝肾亏虚、精髓不足、寒湿入络、瘀血阻络有关。中药泡脚对本病有较好的疗效，可缓解症状，减轻疼痛。

方 1 麻黄二乌水泡脚

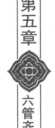
麻黄

【组成】麻黄、制草乌、制川乌、制乳香、制没药、赤芍、白芍各10克，地龙12克，红藤20克，玄胡、桂枝、丹参各15克。

【用法】将上药加清水2000毫升，煎至水剩1500毫升时，澄出药液，倒入泡脚盆中，先熏蒸，待温度适宜时泡洗双脚，每晚临睡前泡洗1次，每次熏泡40分钟，10日为1个疗程。

【功效】温经通络，活血行气，祛痹止痛。

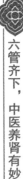

第五章

六管齐下，中医养肾有妙招

方 ② 鸡血藤伸筋草水泡脚

【组成】鸡血藤、伸筋草、豨莶草各30克，威灵仙、川芎、没药、大黄各15克，红花10克，乳香5克。

【用法】将上药加清水适量，浸泡20分钟，煮数沸，取药液与1500毫升开水同入泡脚盆中，趁热熏蒸，待温度适宜时泡洗双脚，每日2次，每次熏泡40分钟，每剂药可用3日，3剂为1个疗程。

【功效】化瘀通络，活血止痛。

方 ③ 大黄独活水泡脚

【组成】大黄、黄柏、威灵仙、独活、牛膝、透骨草各30克，芒硝5克，陈醋250毫升。

【用法】上方前6味药物用纱布包好，加冷水约3000毫升，煎开约半小时后取出药包，把药液倒入盆内，加入芒硝、醋搅匀。熏洗时先以热气熏蒸，并用毛巾蘸药交替热敷痛处，待水温降至40℃左右时，将患足浸入盆内泡洗。若水温下降可加温再洗，每次洗约1小时，每日1～2次。

大黄

【功效】活血祛瘀，除湿通络。

方 ④ 威灵仙透骨草水泡脚

【组成】威灵仙、透骨草各150克，细辛30克。

【用法】将上药加清水2000毫升，煎至水剩1500毫升时，澄出药液，倒入泡脚盆中，先熏蒸，待温度适宜时泡洗双脚，每晚临睡前泡洗1次，每次40分钟，15日为1个疗程。

【功效】活血通络，散寒止痛。

第一章
第二章
第三章
第四章
第五章
第六章
第七章

方 5 二草木瓜水泡脚

【组成】透骨草、伸筋草、木瓜、威灵仙各30克，三棱、莪术各20克，桂枝、当归、麻黄各15克。

【用法】将上药加清水适量，煎煮30分钟，去渣取汁，与2000毫升开水一起倒入盆中，先熏蒸，待温度适宜时泡洗双脚，每日1次，每次熏泡40分钟，10日为1个疗程。

【功效】活血通络，散寒止痛。

 阳痿的足浴疗法

阳痿又称勃起功能障碍，其定义为阴茎不能达到和（或）维持足够的勃起以获得满意的性生活（性交）。本病多因肾虚、惊恐、精神刺激所致，或因纵欲过度、精气虚损，或思虑忧郁，或湿热下注、宗筋弛纵等因素所致，其中以肾阳虚和精神因素者居多。中药泡脚对治疗本病有一定的辅助疗效。

方 1 三子仙茅水泡脚

【组成】菟丝子、蛇床子、韭菜子、仙茅、淫羊藿、巴戟天、阳起石、补骨脂、小茴香各10克。

【用法】将上药加清水适量，煎煮30分钟，去渣取汁，与2000毫升开水一起倒入盆中，先熏蒸会阴部，待温度适宜时泡洗双脚，每日2次，每次熏泡40分钟，10日为1个疗程。

【功效】温肾壮阳。

方 2 金樱子巴戟天水泡脚

【组成】金樱子、巴戟天、淫羊藿各30克，阳起石25克，葫芦巴20克，柴胡15克。

【用法】将上药加清水适量，煎煮30分钟，去渣取汁，与2000毫升开水一起倒入盆中，先熏蒸会阴部，待温度适宜时泡洗双脚，每日早晚各1次，每次熏泡40分钟，10日为1个疗程。

【功效】温补肾阳，疏理脾气。适用于阳痿伴心情抑郁者。

方 3 覆盆子枸杞水泡脚

【组成】覆盆子、枸杞子、菟丝子各25克，附子、肉桂各15克，杜仲、淫羊藿、仙茅、巴戟天、肉苁蓉各20克，当归、赤芍、路路通各15克。

覆盆子

【用法】将上药加清水适量，浸泡20分钟，煮数沸，取药液与1500毫升开水同入浴盆中，趁热熏蒸会阴部，待温度适宜时泡洗双脚，每天2次，每次熏泡40分钟，15日为1个疗程。

【功效】活血通络，补肾壮阳。适用于阳气不足之阳痿。

方 4 淫羊藿巴戟天水泡脚

【组成】淫羊藿、巴戟天、泽泻、葫芦巴、石菖蒲、柴胡各20克，茯神、山萸肉各30克，附子（切片）、肉桂各10克。

【用法】将上药加清水适量，煎煮30分钟，去渣取汁，与2000毫升开水一起倒入盆中，先熏蒸会阴部，等温度适宜时泡洗双脚，每日2次，每次熏泡40分钟，10日为1个疗程。

【功效】温肾壮阳。

遗精的足浴疗法

遗精是指在非性交活动时精液自行泄出的一种疾病，已婚男子每周发生一次以上遗精，未婚男子每周发生两次以上遗精并伴有其他不适者则为病理状态，该病为男性性功能障碍常见病症之一，主要是因大脑皮层、脊髓射精中枢功能紊乱或生殖系统疾病所致。另外，某些慢性病、体质过于虚弱等，也可引起遗精。中医学认为遗精属精关不固，或君相火旺，或湿热下注，扰动精室而引起。无论梦遗或自泄，皆起因于肾水虚衰。中药泡脚辅助治疗遗精有一定疗效。

第一章
第二章
第三章
第四章
第五章
第六章
第七章

方❶ 韭菜子补骨脂水泡脚

【组成】韭菜子、补骨脂各30克。

【用法】将上药加清水适量，煎煮30分钟，连同药渣与2000毫升开水一起倒入盆中，先熏蒸会阴部，待温度适宜时泡洗双脚，每日早晚各1次，每次熏泡40分钟，10日为1个疗程。

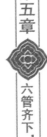

补骨脂

【功效】温肾壮阳，固精止遗。用于命门火衰、精关不固引起的遗精。

方❷ 荷叶水泡脚

【组成】鲜荷叶300克。

【用法】将上药加清水2000毫升，煎至水剩1500毫升时，澄出药液，倒入泡脚盆中，待温度适宜时泡洗双脚，每晚临睡前泡洗1次，每次40分钟，10日为1个疗程。

【功效】祛湿清热，升发清阳。

方 ③ 三味知母水泡脚

【组成】知母、泽泻、黄柏各20克。

【用法】将上药加清水适量，煎煮30分钟，去渣取汁，与2000毫升开水一起倒入盆中，先熏蒸会阴部，待温度适宜时泡洗双脚，每日1次，每次熏泡40分钟，10日为1个疗程。

知母

【功效】养阴清热。适用于肾阴亏虚所致的遗精。

方 ④ 芦根苦瓜水泡脚

【组成】鲜芦根、鲜苦瓜各200克，玉米须100克，薏苡仁60克。

【用法】将上药加清水适量，煎煮30分钟，去渣取汁，与2000毫升开水一起倒入盆中，先熏蒸会阴部，待温度适宜时泡洗双脚，每日早晚各1次，每次熏泡40分钟，10日为1个疗程。

【功效】清热利湿。适用于湿热下注型遗精，症见遗精频数、小便浑浊、阴茎痒痛、口苦苔腻等症。

🪭 早泄的足浴疗法

早泄分为原发性和继发性两种。原发性早泄的特点：第1次性交就出现射精快的情况；几乎每次性交，而且和每个性伴侣都会出现射精快的情况；大多数情况下射精潜伏期都小于2分钟。继发性早泄由其他疾病引起，可能是突然出现或是逐渐出现，可以随着原发病的治疗而缓解或治愈。早泄多由精神过度紧张或严重神经衰弱所引起。中医学认为，早泄兼见面色苍白、精神萎靡、腰酸腿软、舌淡、脉沉弱者，多由命门火衰、肾气不固所致，治宜温肾益精；兼见手足心热、咽干口燥、腰脊酸楚、舌红少津、脉弦细而数者，多由肾虚火旺所致，治宜滋肾降火。中药泡脚对治疗早泄有一定的疗效。

方❶ 石榴皮细辛水泡脚

【组成】石榴皮、细辛、蛇床子各20克，菊花10克。

【用法】将上药加清水2000毫升，煎至水剩1500毫升时，澄出药液，倒入泡脚盆中，先熏蒸肚脐处，待温度适宜时泡洗双脚，每晚临睡前泡洗1次，每次熏泡40分钟，20日为1个疗程。

【功效】温阳益精。

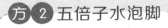

石榴皮

方❷ 五倍子水泡脚

【组成】五倍子30克。

【用法】将上药加清水适量，煎煮30分钟，去渣取汁，与2000毫升开水一起倒入盆中，先熏蒸会阴部，待温度适宜时泡洗双脚，每日2次，每次熏泡40分钟，10日为1个疗程。

【功效】收敛固涩。

方❸ 附子肉桂水泡脚

【组成】附子、肉桂各6克，熟地黄、山萸肉各9克，茯苓、丹皮各10克，泽泻、山药各12克。

【用法】将上药加清水适量，浸泡20分钟，煮数沸，取药液与1500毫升开水同入泡脚盆中，趁热熏蒸肚脐处，待温度适宜时泡洗双脚，每日2次，每次熏

肉桂

第一章
第二章
第三章
第四章
第五章
第六章
第七章

泡40分钟，15日为1个疗程。

【功效】益肾固精。适用于肾气不固所致的早泄。

方 4 锁阳肉苁蓉水泡脚

【组成】锁阳、肉苁蓉、龙骨各20克，桑螵蛸、茯苓各10克。

【用法】将上药加清水适量，煎煮30分钟，去渣取汁，与2000毫升开水一起倒入盆中，趁热熏蒸会阴部，待温度适宜时泡洗双脚，水凉加热再洗，每日3次，每次熏泡40分钟，10日为1个疗程。

【功效】温阳固精。

❤温馨提醒

泡脚后，要用温水把脚洗净，另外，药物可重复使用（一服药可用3次）。此方法简单，又易于操作，适合慢性病患者。由于疗程较长，要想取得理想疗效，需要长期坚持。

养肾保健法——拔罐

 什么是拔罐

拔罐疗法，古称角法或角吸法，是我国一种古老的治病方法，最早记载于我国现存的医学文献《五十二病方》中，是中医学的一个重要组成部分。它是以竹筒、陶器或玻璃等作为罐具，利用燃烧、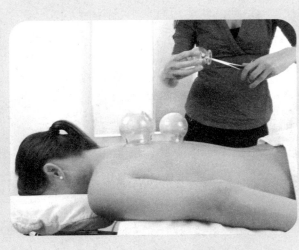抽气等方法，排除罐内空气，造成罐内负压，使罐具吸附于人体一定部位，达到扶正祛邪、调整阴阳、疏通经络、散寒除湿、行气活血等目的的一种外治方法，使机体保持阴阳平衡、脏腑协调、经络畅通、气血旺盛，以预防疾病、强身健体、延年益寿。

 肾虚精亏的拔罐疗法

方法① 吸拔关元、三阴交

【取穴】关元穴、三阴交穴。

第一章
第二章
第三章
第四章
第五章
第六章
第七章

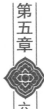

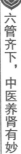

第五章 六管齐下，中医养肾有妙招

【定位】关元位于下腹部，脐中下3寸，前正中线上。

三阴交位于小腿内侧，内踝尖上3寸，胫骨内侧缘后际。

【方法】先行针刺后拔罐。留罐15分钟，隔日1次，10次为1个疗程。

【功效】此法对于因肾虚精亏而导致的遗精有很好的疗效。

方法 2 吸拔气海、中极等

【取穴】气海穴、中极穴、关元穴。

【定位】气海位于下腹部，前正中线上，当脐中下1.5寸。

中极位于下腹部，前正中线上，当脐中下4寸。

【方法】采用单纯拔罐法。留罐15分钟，每日1次，10次为1个疗程。

【功效】此法对于因肾虚精亏而导致的遗精有很好的疗效。

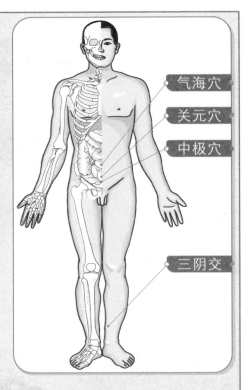

气海穴
关元穴
中极穴
三阴交

 肾气衰弱的拔罐疗法

【取穴】涌泉穴。

【定位】涌泉位于足底部，蜷足时足前部凹陷处，约当足底第2、第3趾趾缝纹头端与足跟连线的前1/3与后2/3交点上。

【方法】先将涌泉穴处消毒，再用闪火法在穴位处拔罐，留罐

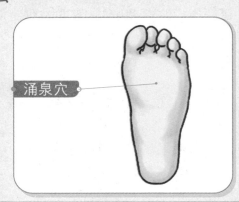

涌泉穴

10~15分钟，每日1~4次。

【功效】此方可使肾气旺盛，有固齿乌发、聪耳明目、延缓衰老的作用。

 ## 肾气不足的拔罐疗法

【取穴】肾俞穴。

【定位】肾俞在腰部，当第2腰椎棘突下，旁开1.5寸。

【方法】先将肾俞穴消毒，再用闪火法在穴位上拔罐，留罐10～15分钟，每日1～4次。

【功效】补益肾气，疏利膀胱气机，行气止痛。

 ## 肾绞痛的拔罐疗法

【取穴】肾俞穴、京门穴、水道穴、气海穴、委中穴。

第一章
第二章
第三章
第四章
第五章
第六章
第七章

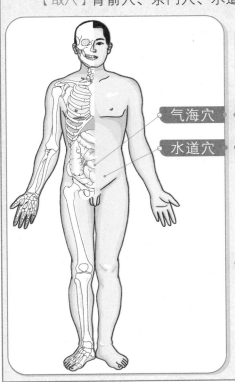
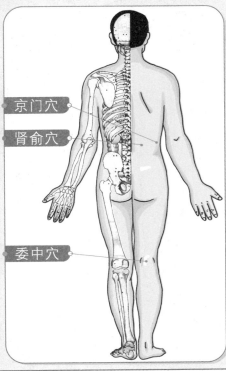

气海穴　京门穴
水道穴　肾俞穴
委中穴

【定位】京门在上腹部，第12肋骨游离端的下方。

水道在下腹部，当脐中下3寸，前正中线旁开2寸。

委中在膝后区，腘横纹中点。

【方法】采用留罐法。以上穴位各留罐15分钟。

【功效】行气祛瘀。适用于气滞血瘀型肾绞痛，症见腰痛如绞，痛引小腹，频频发作，甚则尿血等。

【注意事项】急性、剧烈的肾绞痛发作时，需及时前往医院就诊，以免延误病情。

虚证阳痿的拔罐疗法

【取穴】肾俞穴、气海穴、关元穴、阴陵泉穴。

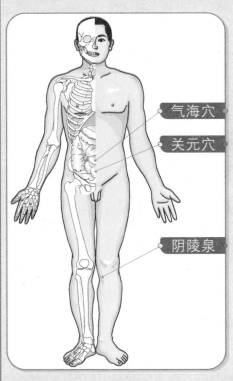
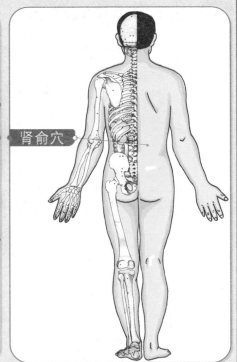

气海穴

关元穴　肾俞穴

阴陵泉

【定位】阴陵泉在小腿内侧，胫骨内侧髁下缘与胫骨内侧缘之间的凹陷中。

【方法】采用灸疗法。先在上述各穴吸拔火罐，留罐10分钟，起罐后，艾灸各穴15分钟，以皮肤有温热感为宜，每日1次，10次为1个疗程。

【功效】滋肾阴，补元气。

 ## 实证阳痿的拔罐疗法

【取穴】曲池穴、中极穴、气海穴、三阴交穴。

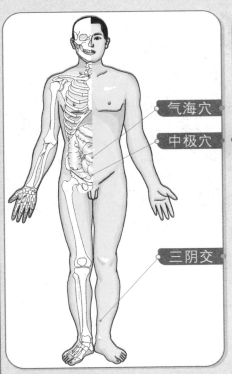
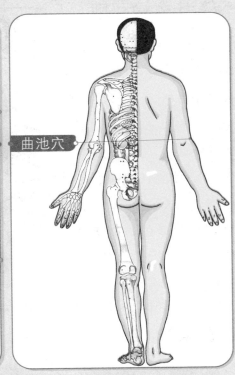

气海穴

中极穴　曲池穴

三阴交

【定位】曲池在肘横纹外侧端，屈肘，当尺泽与肱骨外上髁连线中点。

【方法】用单纯拔罐法。留罐10分钟，每日1次，10次为1个疗程。

【功效】清热除湿，补益气血。

第一章
第二章
第三章
第四章
第五章
第六章
第七章

第五章

六管齐下，中医养肾有妙招

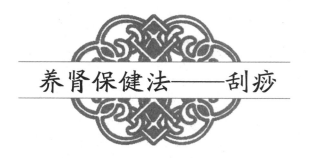

养肾保健法——刮痧

 ## 什么是刮痧

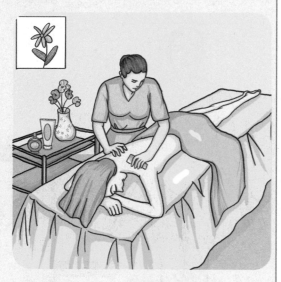

　　刮痧疗法以中医经络腧穴理论为宏观指导，以现代医学微循环理论探讨微观变化，综合分析、判断机体的健康状况，为现代人们提供了一种全新的诊治疾病的思路与方法。中医学认为，气血是构成生命的基本物质，气血运行的状态反映和决定人体的健康状况。这与现代医学所讲的"血液是生命的源泉"不谋而合。通过观察气血运行的状况可以了解机体的健康状态，刮痧的功效原理表现为出痧、退痧或无痧。

1. 出痧：畅达气血，调和阴阳

　　用刮痧板在皮肤上刮拭，皮肤表面出现红、紫、黑斑或黑疱的现象，这种现象被称为"出痧"。这些"痧"大多出现在血液流动缓慢的部位，是漏出毛细血管壁外的含有大量代谢产物的血液，由于皮肤的屏障作用，这些血液就会停留在皮肤和肌肉之间形成"痧"。同时，在这些部位刮痧，就会出现痧斑或者发现刮痧板下有不平顺、疼痛等异常反应。痧斑颜色的深浅通常是病症轻重的反映，病情较重，"痧"就出得多，颜色也深。正是因为刮痧疗法所独有的这个特点，使它能够帮助我们在身体还没有表现出明显的症状前，就发现疾病的蛛丝马迹及预测我们的健康发展趋势，了解自己的体质特点。

2. 退痧：增强人体免疫功能

实际上，刮痧是将含有大量代谢产物的血液"驱逐"出血管之外。出痧后，血管本身的弹性作用会使其瞬间收缩，所以停止刮痧时，出痧也会立即停止。随着时间的推移，刮痧所出现的痧斑的颜色会逐渐变浅，并慢慢消退，这个过程称为"退痧"。退痧并不意味着体内毒素被机体再次吸收，而是激活了体内的免疫细胞，提高了自身清除代谢毒素的能力，增强了机体的免疫功能。

3. 无痧：经脉气血通畅

如果刮痧时没有出现痧斑，也没有疼痛或刮痧板下不平顺的感觉，则提示经脉气血通畅、身体健康。因无气血瘀滞，故刮痧时没有出痧现象，但是，当身体太虚弱、气血不足时也不易出痧。

了解刮痧步骤

第一步：刮痧前一定要保持良好的心理状态，全身心放松。同时，被刮痧者应与刮痧者积极配合。

第二步：准备齐全刮痧器具与用品。检查刮具边缘是否光滑、安全，同时，一定要对刮痧板进行消毒。

第三步：根据患者所患疾病的性质与病情，确定并尽量暴露刮痧部位，选择合适的体位后，用毛巾将刮痧部位擦洗干净。在刮拭部位均匀地涂抹刮痧油或美容刮痧乳。涂抹刮痧油或美容刮痧乳时宜薄不宜厚。

第一章
第二章
第三章
第四章
第五章
第六章
第七章

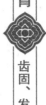

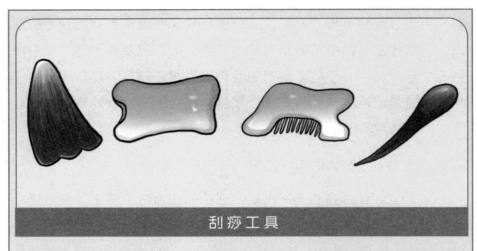

刮痧工具

第四步：右手持刮痧工具，灵活利用腕力、臂力，切忌用蛮力，硬质刮具的平面与皮肤之间形成的角度以45°为宜，切不可成推、削之势。用力要均匀、适中，由轻渐重，不可忽轻忽重，并保持一定的按压力，使刮拭的作用力传达到深层组织，而不是在皮肤表面进行摩擦，力度以患者能耐受为度。刮拭面尽量拉长，点、线、面三者兼顾，综合运用，点是刺激穴位，线是循经走络，面是作用于皮部。

第五步：刮痧结束后，擦干水渍、油渍。被刮痧者穿好衣服，休息片刻，再适当饮用一些淡的盐开水，会感到异常轻松和舒畅。一般刮痧后半小时左右，皮肤表面的痧点会逐渐融合成片，刮痧24～48小时内触摸刮痧部位皮肤时有痛感或自觉局部皮肤微微发热。这些都属于正常反应，可逐渐恢复正常。一般位置较深的包块样痧或结节样痧在皮肤表面逐渐呈现深紫色或青黑色，消退也较缓慢。

刮痧的注意事项

1. 避风保暖

刮痧时要选择空气清新、冷暖适宜的室内环境，注意避风、保暖，尤其是在冬季。夏季刮痧时，应避免风扇直接吹刮拭部位。因为刮痧时，刮痧部位皮肤的毛孔是张开的，如遇风寒之邪，邪气就会直接进入体内，不但影响刮痧效果，还会引发新的疾病。

2. 刮拭顺序

刮痧时宜先刮拭头颈部。一般原则是先刮头颈部、腰背部，再刮胸腹部，最后刮四肢和关节部。应先刮阳经，后刮阴经；先刮身体左侧，后刮身体右侧。顺一个方向刮拭，不要来回刮，应由上而下，由内侧向外侧进行刮拭。身体各部位具体的刮拭顺序：面部由内侧刮向外侧，头部由头顶向周围，颈部由上向下，腰背部由上而下、由内侧向外侧，胸部由内侧向外侧，腹部由上而下，四肢由上而下。应刮完一个部位之后，再刮另一个部位，不可无顺序地刮拭。

3. 不可强求出痧

刮痧时以出痧为度，但不可强求出痧。只要刮至皮肤毛孔清晰可见，无论出痧与否，都会起到调和阴阳、疏通经络、畅达气血的作用。室温低时不易出痧，血瘀证、实证、热证者容易出痧，虚证、某些寒证，以及肥胖症与正服用激素类药物的患者均不易出痧。对于不容易出痧的病症和部位，只要刮拭方法和部位正确，就有治疗效果。片面追求出痧而过分刮拭，不仅损耗正气，而且会导致软组织损伤。

4. 刮痧后去油补水

刮痧完毕后，应用医用棉球擦净被刮痧者身上的刮痧油，穿上衣服，休息一会儿；若是面部刮痧，刮痧半小时后方可到室外活动；刮痧后宜饮一杯淡的盐开水，以利于新陈代谢，补充体液，促进排毒。

5. 刮痧时限与疗程

刮痧时限与疗程应根据疾病的性质及个人的体质状况等因素灵活掌握。一般每个部位刮20下左右，以患者能耐受或出痧为度。在

第一章
第二章
第三章
第四章
第五章
第六章
第七章

刮痧治疗时，毛孔开泄，为了扶正祛邪，防止耗散正气，祛邪而不伤正，所以每次刮拭时间以20~25分钟为宜。初次治疗时间不宜过长，手法不宜太重，不可一味片面强求出痧。间隔5~7日后或患处无痛感时再行刮痧，通常连续治疗7~10次为1个疗程，间隔10日再进行下一个疗程。2个疗程后仍无效者，应做进一步诊断，必要时改用其他疗法。

刮拭涌泉穴，益肾降火

涌泉穴为足少阴肾经常用腧穴之一，是肾经的井穴，是肾经经气最为旺盛之处，位于在足底部，蜷足时足前部凹陷处，约当足底第2、第3趾趾缝纹头端与足跟连线的前1/3与后2/3交点上，定穴时可弯曲脚趾和脚掌，在前脚心的凹陷处即是该穴，用手指按压可触及坚硬的脚骨。

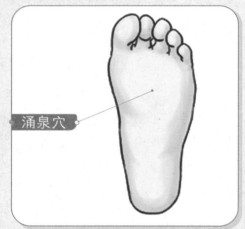

涌泉穴

经常刮拭涌泉穴，使整个脚底发热，可以畅通全身气血，促进新陈代谢，有滋阴降火，补肾固精，改善疲劳、神经衰弱的作用。

【刮痧方法】用面刮法或单角刮法，不涂刮痧油，每次刮5~10下，每日1~2次。或者涂刮痧油将整个足底刮热。

刮拭三阴交穴，有益肝脾肾

三阴交穴位于小腿内侧，内踝尖直上3寸，胫骨内侧缘，属足太阴脾经，是脾经、肝经、肾经三条经络交汇处。经常刮拭三阴交穴，可调和脾胃、补益肝肾，有促进消化、增强性功能、预防消化系统和泌尿生殖系统疾病的作用。

【刮痧方法】用面刮法从上向下刮拭，或用平面按揉法刮拭，不涂刮痧油，隔衣刮拭，每次5~10下，每日1~2次。也可以每隔7~10日用涂刮痧油的方法刮拭1次。

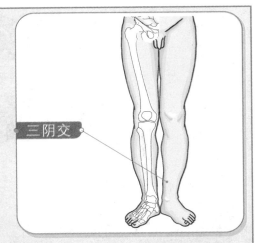

三阴交

🪭 刮拭关元穴，补肾固精

关元穴为任脉的常用腧穴之一，位于腹部前正中线上，脐下3寸处。经常刮拭关元穴，有补肾固精、清利湿热的功效，能闭藏一身之阴精，有利于脑血管及泌尿生殖系统健康，预防性机能减退，延缓衰老。

【刮痧方法】用面刮法由上而下进行刮拭，不涂刮痧油，隔衣刮拭，每次5~10下，每日1~2次。

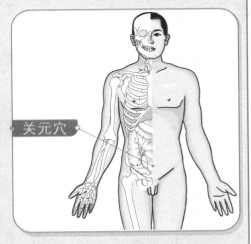

关元穴

第一章
第二章
第三章
第四章
第五章
第六章
第七章

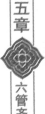
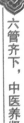

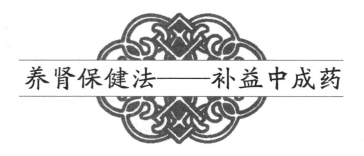

养肾保健法——补益中成药

 补益中成药使用说明

　　郑重声明：本节所摘录的补益中成药其所阐明的功效只是普遍性功效，在实际使用中，因为病患个体乃至其所在的生活环境、生活习惯都存在差异，所以在使用之前，请务必咨询医生。

　　本节所引用的药品组成及功效等全部来自《中华人民共和国药典》（2005年版一部和2010年版一部）、《卫生部药品标准》、《国家中成药标准汇编》等，为方便读者阅读，不再一一注明出处。由于生产厂家不同，实际的药品成分以及制作方法可能会有所变化，疗效也可能会有所不同。患者在服用下列药物前需咨询专业医生，以免与自身体质不符，或者与正在服用的其他药物相克，造成危险。

　　此外，由于中药生产工艺复杂，加之不排除有部分中成药存在保密成分或者保密生产工艺，因此读者千万不要以此药方"照葫芦画瓢"自行加工中药，以免造成危险。

　　最后，再次真诚地提示读者，不是所有健康人都适合服用补益中成药，所以在服药之前，务必咨询医生。由于个体体质的差异性及疾病的复杂性，加之本书中出现的剂量和适应证仅仅是参考，因而具体情况要由专业医师决定，如患者擅自用药很有可能出现不适甚至生命危险。因此，诸位读者在用药之前一定要咨询医生，以免出现危险。

　　为了避免部分读者自行配制中药造成不可挽回的后果，本书在引用这些药方的时候，已经删除配方中的剂量和加工工艺，请读者谅解。

以上提示，望读者谨记。虽说实践出真知，但是为了自己的健康乃至生命安全，千万不要"任性"地"以身试药"。

归芍地黄丸

【组成】当归，白芍（酒炒），熟地黄，山茱萸（制），山药，牡丹皮，泽泻，茯苓。

【性状】水蜜丸；气香，味微酸、苦。

【功效】滋肝肾，补阴血，清虚热。

【主治】主治肝肾两亏、阴虚血少所致的头晕目眩、耳鸣咽干、午后潮热、腰腿酸痛、脚跟疼痛。

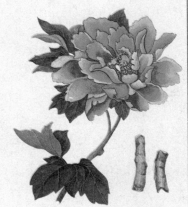

牡丹皮

【用法用量】口服，大蜜丸每次1丸，每日2～3次，或遵医嘱。

【注意事项】肾阳上亢者、孕妇及血液病、高血压、高脂血症患者等不宜服用滋腻药物者禁用。

知柏地黄丸

【组成】熟地黄，山茱萸（制），山药，牡丹皮，茯苓，泽泻，知母，黄柏。

【性状】本品为棕黑色的水蜜丸。

【功效】滋阴降火。

【主治】主治阴虚火旺所致的潮热盗汗、口干咽痛、耳鸣遗精、小便短赤。

【用法用量】口服，用量遵医嘱。

【注意事项】忌不易消化食物；感冒发热患者不宜服用；患有高血压、心脏病、肝病、糖尿病、肾病等慢性病严重者应在医师指导下服

第一章
第二章
第三章
第四章
第五章
第六章
第七章

用；儿童、孕妇、哺乳期妇女应在医师指导下服用。

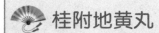 **桂附地黄丸**

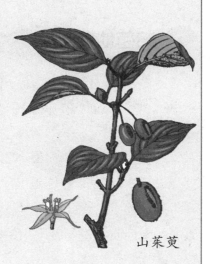

【组成】熟地黄，附子（制），肉桂，山茱萸（制），山药，泽泻，牡丹皮，茯苓。

【性状】黑棕色水蜜丸；气微香，味甜而带酸、辛。

【功效】温补肾阳。

【主治】主治肾阳不足所致腰膝酸冷、肢体浮肿、小便不利、痰饮喘咳、消渴。

山茱萸

【用法用量】口服。水蜜丸一次6克，一日2次。

【注意事项】肾阳上亢者、孕妇及血液病、高血压、高脂血症患者等不宜服用滋腻药物者禁用。

济生肾气丸

【组成】车前子，茯苓，附子，牡丹皮，牛膝，肉桂，山药，山茱萸（制），熟地黄，泽泻。

【性状】本品为大蜜丸或者水蜜丸；气香，味酸而微甘、苦。

【功效】温肾化气，利水消肿。

【主治】主治肾阳不足、水湿内停所致的肾虚水肿，症见腰膝酸重、小便不利、痰饮喘咳。

【用法用量】口服，水蜜丸一次6克，小蜜丸一次9克，大蜜丸一次1丸，一日2～3次。

【注意事项】肾阳上亢者、孕妇及血液病、高血压、高脂血症患者等不宜服用滋腻药物者禁用。

🪭 麦味地黄丸

【组成】熟地黄，山茱萸（制），山药，茯苓，牡丹皮，泽泻，麦冬，五味子。

【性状】本品为棕黑色的水蜜丸、黑褐色的小蜜丸或大蜜丸，味微甜而酸。

【功效】滋肾养肺。

【主治】主治肺肾阴亏所致的潮热盗汗、咽干咳血、眩晕耳鸣、腰膝酸软、消渴。

【用法用量】口服，用量遵医嘱。

【注意事项】肾阳上亢者、孕妇及血液病、高血压、高脂血症患者等不宜服用滋腻药物者禁用。

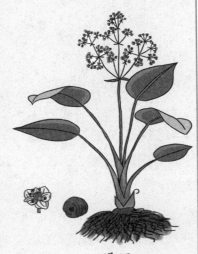

泽泻

第一章
第二章
第三章
第四章
第五章
第六章
第七章

🪭 右归丸

【组成】熟地黄，附子（炮附片），肉桂，山药，山茱萸（酒炙），菟丝子，鹿角胶，枸杞子，当归，杜仲（盐炒）。

【性状】本品为黑色的小蜜丸或大蜜丸；味甜、微苦。

【功效】温补肾阳，填精止遗。

【主治】主治肾阳不足、命门火衰所致的腰膝酸冷、精神不振、怯寒畏冷、阳痿遗精、大便溏薄、尿频而清。

【用法用量】口服。小蜜丸一次9克，大蜜丸一次1丸，一日3次。

【注意事项】肾阳上亢者、孕妇及血液病、高血压、高脂血症患者等不宜服用滋腻药物者禁用。

第五章

六管齐下，中医养肾有妙招

🪭 左归丸

【组成】熟地黄，菟丝子，牛膝，龟板胶，鹿角胶，山药，山茱萸，枸杞子。

【性状】本品为黑色水蜜丸；气微腥，味酸、微甜。

【功效】滋肾补阴。

【主治】主治真阴不足所致的腰膝酸软、盗汗、神疲口燥等症。

【用法用量】口服，一次9克，一日2次。

【注意事项】肾阳上亢者、孕妇及血液病、高血压、高脂血症患者等不宜服用滋腻药物者禁用。

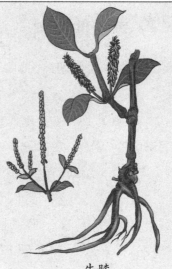

牛膝

 ## 五子衍宗丸

【组成】枸杞子，菟丝子（炒），覆盆子，五味子（蒸），车前子（盐炒）。

【性状】本品为大蜜丸或者水蜜丸；味甜、酸、微苦。

【功效】补肾益精。

【主治】主治肾虚精亏所致的阳痿不育、遗精早泄、腰痛、尿后余沥等症。

【用法用量】口服，水蜜丸一次6克，大蜜丸一次1丸，一日2次。

【注意事项】肾阳上亢者、孕妇及血液病、高血压、高脂血症患者等不宜服用滋腻药物者禁用。

 ## 锁阳固精丸

【组成】锁阳，肉苁蓉（蒸），制巴戟天，补骨脂（盐炒），菟丝子，杜仲（炭），八角茴香，韭菜子，芡实（炒），莲子，莲须，煅牡蛎，龙骨（煅），鹿角霜，熟地黄，山茱萸（制）等。

【性状】本品为水蜜丸或者大蜜丸；气微，味苦。

【功效】温肾固精。

【主治】主治肾阳不足所致的腰膝酸软、头晕耳鸣、遗精早泄等症。

【用法用量】口服，水蜜丸一次6克，大蜜丸一次1丸，一日2次。

【注意事项】肾阳上亢者、孕妇及血液病、高血压、高脂血症患者等不宜服用滋腻药物者禁用。忌食不易消化食物。治疗期间，宜节制房事。感冒发热患者不宜服用。有高血压、心脏病、肝病、糖尿病、肾病等慢性病严重者应在医师指导下服用。儿童、孕妇、哺乳期妇女应在医师指导下服用。

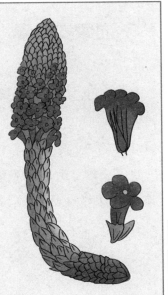

肉苁蓉

🪭 生精胶囊

【组成】鹿茸，枸杞子，人参，冬虫夏草，菟丝子，沙苑子，淫羊藿，黄精，何首乌，桑葚，补骨脂，骨碎补，仙茅，金樱子，覆盆子，杜仲，大血藤，马鞭草，银杏叶。

【性状】本品为胶囊，内容棕色至棕褐色的颗粒；气微，味微甘、微辛。

【功效】补肾益精，滋阴壮阳。

【主治】主治肾阳不足所致腰膝酸软、头晕耳鸣、神疲乏力，以及男子无精、少精、弱精、精液不液化等症。

【用法用量】口服，一次4粒，一日3次。

【注意事项】肾阳上亢者、孕妇及血液病、高血压、高脂血症患者等不宜服用滋腻药物者禁用。

第一章
第二章
第三章
第四章
第五章
第六章
第七章

血尿安胶囊

【组成】小蓟、白茅根、黄柏等。

【性状】本品为胶囊；内容物为黄色至褐色粉末，味苦。

【功效】清热利湿，凉血止血。

【主治】主治湿热蕴结所致尿血、尿频、尿急、尿痛或泌尿系感染见上述证候者。

【用法用量】口服；一次4粒，一日3次。

【注意事项】孕妇、寒证者禁用。

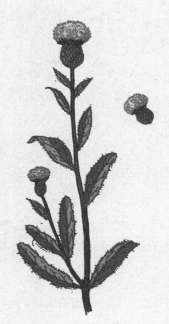

小蓟

 ## 壮肾安神片

【组成】牛鞭、牛睾丸、熟地黄、山药、龙骨、淫羊藿、茯苓、泽泻、楮实子等。

【性状】本品为糖衣片，除去包衣后显棕黄色；气腥。

【功效】滋阴补肾。

【主治】主治肾阴不足所致头晕目眩、心悸耳鸣、神志不宁、腰膝酸软、阳痿遗精。

【用法用量】口服，一次5片，一日3次。

【注意事项】儿童、孕妇、糖尿病患者禁用。忌辛辣、生冷、油腻食物。感冒发热患者不宜服用。本品宜饭前服用。高血压、心脏病、肝病、肾病等慢性病患者应在医师指导下服用。服药2周症状无缓解，应去医院就诊。

六味地黄丸

【组成】熟地黄，山茱萸（酒制），牡丹皮，山药，茯苓，蜂蜜

（炼）。

【性状】本品为棕黑色的水蜜丸、黑褐色的小蜜丸或大蜜丸；气微香，味甜、微苦。

【功效】滋阴补肾。

【主治】主治肾阴亏损所致的头晕耳鸣、腰膝酸软、骨蒸潮热、盗汗遗精、消渴。

【用法用量】口服。水蜜丸一次6克，小蜜丸一次9克，大蜜丸一次1丸，一日2次。

【注意事项】孕妇禁用，痰湿壅盛者禁用，患有其他病症尤其是肝肾疾病者要询问医生之后再用药。

槟榔七味丸

【组成】槟榔，石榴子，官桂，荜茇，白硇砂，干姜，豆蔻。

【性状】本品为红褐色的大蜜丸或水丸；味涩有辣感。

【功效】祛寒补肾。

【主治】主治肾寒、肾虚所致的腰腿疼痛、小腹胀满、头晕眼花、耳鸣。

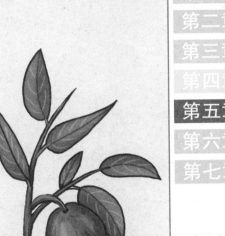

槟榔

【用法用量】口服。一次2.5克，一日2~3次。

【注意事项】孕妇，高血压、高脂血症患者等不适合服用滋腻药物者及血液病、肝病患者禁用。

复方手参丸

【组成】手参，西藏棱子芹，黄精，喜马拉雅紫茉莉，天冬，冬虫夏草，锁阳，蒺藜，马尿泡，诃子。

【性状】本品为深褐色水丸或大蜜丸，气味芳香，味微酸、苦、涩。

【功效】温肾助阳。

【主治】主治肾阳不足、阴精亏虚所致的阳痿遗精、失眠健忘等。

【用法用量】口服。一次1.5克，一日2次；用温开水送服。

【注意事项】孕妇忌服，患有肝肾疾病、高血压、高脂血症、血液病者禁用。

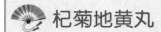 杞菊地黄丸

【组成】枸杞子，菊花，熟地黄，山茱萸（酒制），牡丹皮，山药，茯苓，泽泻。

【性状】本品为深褐色水蜜丸或大蜜丸，味甜、微酸。

【功效】滋肾养肝。

【主治】主治肝肾阴亏所致的眩晕耳鸣，羞明畏光，迎风流泪，视物昏花。

【用法用量】口服。水蜜丸一次6克，大蜜丸一次1丸，一日2次。

【注意事项】孕妇禁服，如有其他病症者应在咨询医生后再决定是否服用。

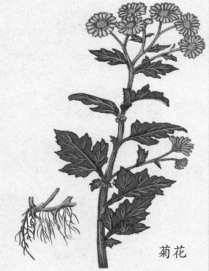

菊花

子仲益肾丸

【组成】淫羊藿（羊油炙）、仙茅、肉苁蓉（酒炙）、杜仲（盐炒）、菟丝子、制何首乌、鸡血藤、桂枝、泽泻、乌梅、甘草、蜈蚣。

【性状】本品为深褐色水蜜丸；气微，味甘。

【功效】调和阴阳，补益肝肾。

【主治】用于阴阳失调、肝肾不足引起的腰酸背痛、神疲乏力、面

色苍白、形寒肢冷等症。

【用法用量】口服。一次6克，一日2次；早用淡盐水，晚用黄酒送服。也可用温开水送服。

【注意事项】儿童、孕妇禁用；糖尿病患者及外感热盛者禁服。

🪭 济生肾气片

【组成】熟地黄、山茱萸（制）、山药、牡丹皮、泽泻（盐制）、茯苓、肉桂（去粗皮）、附子（制）、牛膝、车前子（盐制）。

【性状】本品为棕褐色至黑褐色的水蜜丸、小蜜丸或大蜜丸；味酸而微甘、苦。

车前子

【功效】温肾化气，利水消肿。

【主治】用于肾阳不足、水湿内停所致的肾虚水肿，症见腰膝酸重，小便不利，痰饮喘咳。

【用法用量】口服。水蜜丸一次6克，小蜜丸一次9克，大蜜丸一次1丸，一日2~3次。

【注意事项】孕妇禁服。

🪭 益肾消肿丸

【组成】熟地黄、地黄、茯苓、泽泻、地骨皮、女贞子（酒炙）、怀牛膝（去头）、五味子（醋炙）、车前子（盐炙）、肉桂（去粗皮）、郁金、附子（炙）等。

【性状】本品为棕黑色的大蜜丸；味甜、微辛。

【功效】温补肾阳，化气行水。

【主治】用于肾阳虚所致水肿、腰酸腿软、尿频量少、痰饮喘咳或

第一章
第二章
第三章
第四章
第五章
第六章
第七章

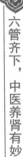

慢性肾炎见上述证候者。

【用法用量】口服。一次1丸，一日2次。

【注意事项】孕妇忌服。服用前应除去蜡皮、塑料球壳；本品不可整丸吞服。

金匮肾气丸

【组成】地黄，山药，山茱萸（酒炙），茯苓，牡丹皮，泽泻，桂枝，附子（炙），牛膝（去头），车前子（盐炙）。

【性状】本品为黑褐色的水蜜丸；味酸、微甘、苦。

【功效】温补肾阳，化气行水。

【主治】用于肾虚水肿所致的腰膝酸软，小便不利，畏寒肢冷。

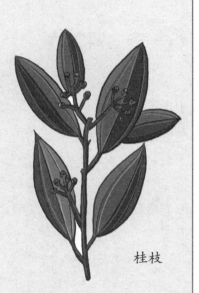

桂枝

【用法用量】口服。水蜜丸一次4~5克，一日2次。

【注意事项】孕妇忌服，阴虚内热者慎服。忌房欲、气恼。忌食生冷食物。

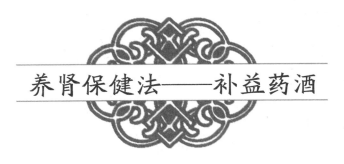

养肾保健法——补益药酒

第一章
第二章
第三章
第四章
第五章
第六章
第七章

 补益药酒使用说明

郑重声明：药酒绝对不能代替药物治疗，除此之外，炮制好的药酒应该尽快饮用。患者在炮制和服用这些药酒前，务必咨询专业医师，以免出现药物中毒，危及生命。

以下药酒配方、制作方法、饮用方法和剂量均出自相关典籍，配方和剂量仅供参考，由于药酒均含酒精成分，故孕妇禁服，恕不一一说明。

补益药酒

另外，虽然本书所摘录的药酒均为验方，但是由于患者个人体质及病症的不同，因此任何患者在服用药酒之前，都要详细咨询医生，以免耽误病情，甚至造成药物中毒，危及生命。

本书所提及的浸泡所用酒除特别说明之外，一般应使用56°以上的优质酿造白酒，但是在实际操作中，请读者咨询医生后，选择合适的酒进行制作；另外，尽量选择无铅陶瓷罐或者无铅玻璃（若使用玻璃必须做好遮光处理）泡酒；炮制好的药酒应该放在阴凉遮光干燥处保存；泡酒所用的药物，一定要保证未经过硫黄熏蒸，并且不能反复使用，以免对身体健康造成危害。

🌀 九香虫酒

【组成】九香虫80克，白酒800毫升。

【做法】将九香虫拍碎，装入纱布袋内，放入干净的器皿中，倒入白酒浸泡，密封7日后开封，去掉药袋，即可饮用。

【功效】补肾壮阳，理气止痛。可有效缓解肾阳不足引起的畏寒怕冷、全身疼痛等症。

【用法用量】口服，每次15毫升，每日2次，服用时间根据自身体质与医生建议而定。

【注意事项】禁食生冷、油腻、辛辣食物，凝血功能不好以及血液循环障碍者禁用。素有积热者严禁服用；服药期间，禁食滋腻性食物。

🌀 灵芝人参枸杞酒

【组成】灵芝、枸杞子各100克，人参60克，冰糖200克，白酒1000毫升。

【做法】灵芝、人参洗净切成薄片与其他药物一起盛入纱布袋中，悬于坛内，倒入白酒浸泡，再将酒坛密封严实，置阴凉无光处浸泡15日以上，即可饮用。

【功效】安神益智，扶正固本，大补肾气。适用于忧思过度所引起的腰膝酸痛、身体虚弱、劳伤虚损、食少疲惫、心悸健忘、头晕目眩等症。

【用法用量】口服，每次15毫升，每日2次，服用时间根据自身体质与医生建议而定。

【注意事项】夏季不宜饮用此酒；身体严重虚弱者不宜饮用此酒；禁食生冷、油腻、辛辣食物；凝血功能不好以及血液循环障碍者禁服。素有积热者严禁服用；服药期间，禁食滋腻性食物。

鹿茸山药酒

【组成】南芦参20克，鹿茸15克，山药60克，白酒1000毫升。

【做法】将上药均切成指甲盖大小的薄片，盛入纱布袋中，悬于坛内，倒入白酒，再将酒坛密封严实，置阴凉无光处浸泡15日以上，即可饮用。

【功效】温补肾阳，扶正固本，大补元气。适用于肾阳亏虚所致的腰膝酸痛、身体虚弱、怕冷畏寒等症。

【用法用量】口服，每次15毫升，每日2次，服用时间根据自身体质与医生建议而定。

【注意事项】夏季不要饮用此酒，以免积蓄热毒。忌食生冷、油腻、辛辣食物；凝血功能不好者以及血液循环障碍者禁用。素有积热者严禁服用；服药期间，禁食滋腻性食物。

桂圆首乌补肾酒

【组成】桂圆肉250克，冰糖200克，何首乌50克，白酒1000毫升。

【做法】将何首乌洗净，切成薄片盛入纱布袋中，悬于坛内，倒入白酒，桂圆肉直接放入

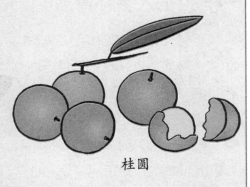

桂圆

酒中，再将酒坛密封严实，置于阴凉无光处浸泡15日以上，即可饮用。

【功效】温补肾阳，明目乌发。适用于忧思过度导致的须发早白、腰膝酸痛、畏寒骨痛等症。

【用法用量】口服，每次15毫升，每日2次，服用时间根据自身体质与医生建议而定。

【注意事项】忌食生冷、油腻、辛辣食物；凝血功能不好者以及血液循环障碍者禁用。素有积热者严禁服用；服药期间，禁食滋腻性食物。

第一章
第二章
第三章
第四章
第五章
第六章
第七章

菊杞调元酒

【组成】菊花200克，冰糖100克，枸杞子150克，白酒1000毫升。

【做法】将上药盛入纱布袋中，悬于坛内，倒入白酒，再将酒坛密封严实，置于阴凉无光处浸泡30日以上，即可饮用。

【功效】滋养肾脏，清心明目。适用于需要补充肾阳，但又虚不受补的体质。

【用法用量】口服，每次15毫升，每日2次，服用时间根据自身体质与医生建议而定。

【注意事项】禁食生冷、油腻、辛辣食物；凝血功能不好以及血液循环障碍者禁用。素有积热者严禁服用；服药期间，禁食滋腻性食物。

枸杞人参补肾酒

【组成】枸杞子60克，人参20克，熟地黄、冰糖各适量，白酒500毫升。

【做法】将上药盛入纱布袋中，悬于坛内，倒入白酒，再将酒坛密封严实，置于阴凉无光处浸泡30日以上，即可饮用。

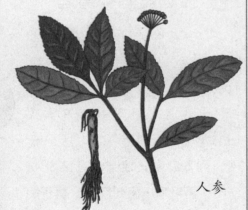

人参

【功效】安神益智，扶正固本，大补元气。适用于腰膝酸痛、身体虚弱、劳伤虚损、食少疲惫、心悸健忘、头晕目眩等症。

【用法用量】口服，每次15毫升，每日2次，服用时间根据自身体质与医生建议而定。

【注意事项】禁食生冷、油腻、辛辣食物；凝血功能不好者以及血液循环障碍者禁用；素有积热者严禁服用；服药期间，禁食滋腻性食物。

🪭 茯苓利水酒

【组成】无硫白茯苓150克，白酒1000毫升。

【做法】将茯苓切成小块放入白酒中，密封浸泡30日，取清澈酒液饮用。

【功效】利水消肿，安神益寿。适用于肾脏虚弱引起的身体倦怠、肌肉无力以及惊悸、夜间失眠、健忘多梦等症。

【用法用量】每日2～3次，每次15～20毫升，服用时间根据自身体质与医生建议而定。

【注意事项】禁食生冷、油腻、辛辣食物；心脑血管疾病患者要咨询医生后再决定是否可以饮用，以及饮用量为多少。

🪭 补肾强腰酒

【组成】仙茅、淫羊藿、牛膝、锁阳、黄精、甘草、山萸肉、阳起石各20克，蜂房10克，肉苁蓉、续断、白芍各30克，枸杞子、杜仲各15克，蜈蚣4条，黄狗肾1具，白酒2500毫升。

【做法】将上药用适量热开水浸透，冷却后，置容器中，加白酒浸泡，密封浸泡15日后即可服用。

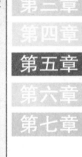

黄精

【功效】补肾壮阳，强身健体。

【用法用量】口服，每次15毫升，每日2次，服用时间根据自身体质与医生建议而定。

【注意事项】禁食生冷、油腻、辛辣食物；凝血功能不好者以及血液循环障碍者禁用；素有积热者严禁服用；服药期间，禁食滋腻性食物。

第一章
第二章
第三章
第四章
第五章
第六章
第七章

补肾生精酒

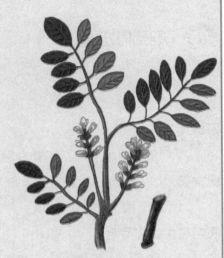

【组成】淫羊藿500克，肉苁蓉210克，锁阳、巴戟天、黄芪、熟地黄各250克，枣皮、附片、肉桂、当归各100克，枸杞子、菟丝子、桑葚各150克，韭子、车前子各60克，甘草110克，65°白酒10升。

【做法】将上药切薄片用白酒密封浸泡15日即可饮用。

【功效】补肾益精。缓解阳痿、四肢无力、耳鸣、眼花等症。

甘草

【用法用量】每日3次，每次25～50毫升，饭前饮。或遵医嘱饮用。

【注意事项】外感发热、阴虚火旺、脾虚泄泻及胃肠湿热者不宜服；患有胃病、肝病者慎用；素有内热者严禁服用；服药期间，禁食滋腻性食物。

第六章

病由心生，好情绪
有助肾健康

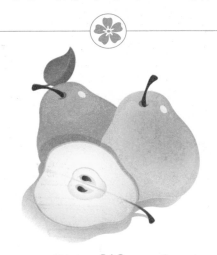

　　"病由心生"，一个人如果不注重情绪健康，整天愁容满面，势必会损害肾的健康，乃至整个身体的健康。因此，要想拥有健康的肾，就要有良好的情绪，以保障肾功能的正常，达到养生保健、延年益寿的目的。

心理常识：惊恐忧愁，肾"伤不起"

惊恐过度易伤肾

　　中医认为，"过恐伤肾"。当人们遭遇恐惧的时候，会损耗肾气，使精气失调。我们在看电视或者看小说的时候，会看到某些人物被吓得尿了裤子的情节。这其中的原因便是，惊恐过度会导致人体肾脏功能失调。

　　通常来说，惊恐是人类在进化过程中形成的一种自我保护的机制，这种机制不但不会对人体造成危害，而且还能让

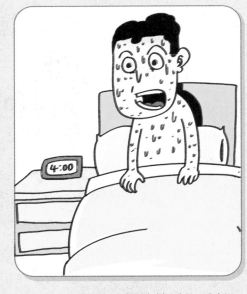

人及时逃离危险境地，避免遭受伤害，但是如果恐惧持续时间过长，或者恐惧程度过高，就会对机体，尤其是肾脏造成严重的危害。正如《黄帝内经》说："恐惧而不解则伤精，精伤而骨酸痿厥，精时自下。"过度的恐惧，不但会耗损肾气，让人大小便失禁，对于孕妇等特殊人群来说，还会出现早产甚至滑胎、流产，对于患有慢性肾脏疾病的人来说，惊恐还有可能导致疾病在短时间内急剧恶化，甚至导致生命危险。

温馨提醒

过于胆小要考虑肾虚的问题

金元时期，有一位姓张的医生在自己的著作中记载了这样一个医案：曾经有个妇女在夜宿客栈的时候，遭遇强盗抢劫，虽然官府的人及时赶到使她幸免于难，但是这位妇女却落下一个只要稍微听到大一点的声音便会惊厥晕倒的疾病，其家人遍请名医，这位妇女服用了很多补胆和养心的中药都无济于事，最后求助于这位姓张的医生。张医生详细询问病情并且诊脉之后，采用补肾的方法给妇女治疗，经过一年的调理后，那位妇女听到雷声都可以面不改色了。

在日常生活中，我们经常会看到部分胆小的人，他们虽然看上去面色红润，并无异常，但是十分胆小，有时候别人善意拍拍他们的肩膀或者无意中说话大点声就会吓得他们六神无主。

如果你的至爱亲朋存在这样的问题，不妨带他去看看中医，看看是否存在肾虚的问题。

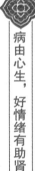

第一章
第二章
第三章
第四章
第五章
第六章
第七章

第六章 病由心生，好情绪有助肾健康

心理因素导致肾虚

所谓肾虚，不仅表现为性功能方面的改变，而且包含全身的一系列变化。中医学认为，肾为先天之本，是人体生殖发育的根源，脏腑机能活动的原动力。在中医理论中，肾不仅是一个有形的脏器，而且涵盖与其相关的一系列功能活动，如人的精神、骨骼、头发、牙齿等的病理变化都可能与肾脏密切相关，其范围远比现代医学的范畴要广。老年人肾虚是衰老引起的不可抗拒的生理过程，叫生理性肾虚，面对这种肾虚，与其增加心理压力，不如坦然接受。

事实上心理因素对肾脏功能的影响远大于药物，良好的情绪是上好的"补肾药"。要改善肾脏功能，提高健康水平，中药、保健品虽然可以达到调节全身机能的目的，但也要因人而异。再好的药物没有良好的情绪作为支持和基础，其疗效也难以尽如人意。

肾病患者常见的负面情绪

肾病与不良情绪常常共存、相辅相成，临床观察显示，肾病患者往往 存在以下几种负面情绪：

❶ 脾气急躁	肾主水，肾脏出了问题，肾水无法压制心火，必然会导致心火过旺，而心火过旺的外在表现就是脾气急躁，易怒。
❷ 畏首畏尾没有主意	有些人在面临选择的时候，会出现"选择恐惧"的现象，这些人大多存在肾气不足的问题。这是因为肾脏不健康，导致肝胆功能受损，以致出现畏首畏尾、没有主意的现象。
❸ 一惊一乍听风就是雨	在电视剧中，我们经常会看到这样的情景，身体健壮的人大多稳重端庄，但是病恹恹的人，往往一惊一乍，听风就是雨，之所以会出现这种情况，很多时候就是因为肾水不能下沉，无法克制心火，进而导致情绪不够稳定，心神无法藏纳，以致出现一惊一乍、听风就是雨的现象。
❹ 悲观失望寻死觅活	现代社会中很多年轻人虽然年纪轻轻，身体无恙，却整天对生活悲观失望，稍微遭遇一点困难就寻死觅活……很多人会建议这样的人去看心理医生。但是这种情况同时也要看看中医，明确其有没有肾虚的可能性，再对症治疗。

美好的情感是补肾良药

　　提起补肾，很多人会首先想起各种媒体广告中充斥的铺天盖地的"壮阳药"，其实，肾虚的原因有很多，无论何种原因导致的肾虚，较为安全、保险、经济的就是以美好的感情进行补肾。

　　但是这里所说的情感补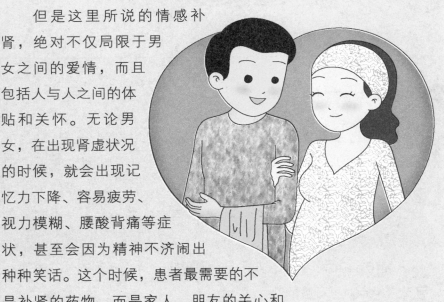肾，绝对不仅局限于男女之间的爱情，而且包括人与人之间的体贴和关怀。无论男女，在出现肾虚状况的时候，就会出现记忆力下降、容易疲劳、视力模糊、腰酸背痛等症状，甚至会因为精神不济闹出种种笑话。这个时候，患者最需要的不是补肾的药物，而是家人、朋友的关心和支持，如果家人可以在情感上关怀患者，必然有助于让患者在短时间内康复。如果家人不理解、不关心，甚至因为患者出现的某些症状而冷嘲热讽，那么不但对患者的病情于事无补，还会加重病情。

　　不论是健康人群，还是肾虚人士，补养肾脏的好方式，不是胡乱用药，而是家人、朋友的关心，只有这样才能从根本上有助于树立信心，补足肾气。

第一章
第二章
第三章
第四章
第五章
第六章
第七章

第六章　病由心生，好情绪有助肾健康

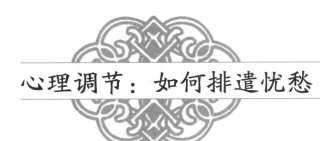

心理调节：如何排遣忧愁

 ## 养肾先养神

如今，通过各种媒体的报道，我们经常可以看到一些长寿的老人，仔细观察他们，就会发现这些老人虽然形体有别，性格不一，但他们的慈祥之中都带着一分恬淡、一分安宁。

除此之外，我们也不难发现，这些长寿老人并不是一些大富大贵之人，而是一些无欲无求的老者。

以上都充分说明了恬淡、安宁是肾脏健康、肾阳充足的外在表现。由此可见，神定对于肾脏的健康有着十分重要的意义。

神定可以让人避免情绪紧张以及不必要的焦虑和烦恼，同时可以增强对惊恐的抵抗力，从根本上缓解肾阳不足导致的一系列问题，进而提升人体免疫力。

神定不但能促进人体健康，而且能够让人心情愉悦，有效提升肾脏调节水液代谢的能力，进而有效提升

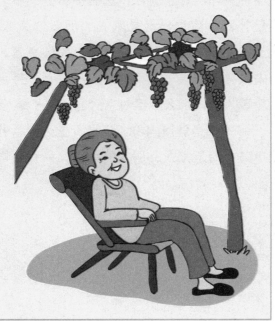

肾阳。而肾阳的提升又会反过来促进神定，从而形成良性循环。

心怀恬淡能补肾阳

随着生活和工作节奏的加快，人们总是行色匆匆，人体就像一架高速运转的机器，一点也不注意养生保健。因此，许多现代人会出现失眠多梦、夜间盗汗等亚健康症状，而亚健康状态产生的根本原因往往就是肾脏长期超负荷工作。

日常生活中，我们经常会发现，很多人在情绪发生巨大波动时，会伴随尿频、尿急甚至大小便失禁等现象，由此可见，恬淡和平稳的心境是一道可以阻挡肾脏疾病的心理屏障，只有具备了健康的心理和恬淡的心态，配合合理的饮食，才能让我们的肾脏健康。

对于肾阳虚者来说，除了系统的药物治疗外，心理的调节也是必不可少的养肾方法。只有以合适的方式进行心理调节，控制自己的欲望，抛掉那些没有必要的心理包袱，才是治愈肾脏疾病的基础，正如《黄帝内经》中说的那样，恬淡虚无，精神内守，病安从来。

因此，恬淡，不仅是一种良好的心态和世界观，而且是保养肾脏的基础。

健康娱乐有助养肾

所谓娱乐减压，就是用适合自己的方式进行一系列的娱乐活动，为自己减压，从而达到补肾强肾的目的。

当今社会发展越来越快，快节奏的生活容易使人的身心俱惫，因此，娱乐就成了排解工作和学习压力的主要途径，选择合适的娱乐方式，可以有效提高学习和工作的效率，促进身心健康。

娱乐的方式多种多样，但是为了肾脏的健康，我们应该选择健康积极的娱乐方式。同时也要学会合理地调整工作、学习和娱乐的时间，提高工作、学习的效率，愉悦身心，锻炼思维能力。

第一章
第二章
第三章
第四章
第五章
第六章
第七章

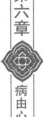

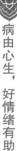

第六章

病由心生，好情绪有助肾健康

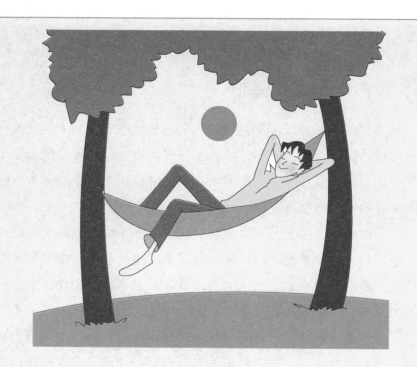

🪭 养肾不要过于焦虑

肾脏不好，不仅让人感到不适，而且会给人造成巨大的心理负担，在信息发达的今天，很多人刚刚出现一些腰酸背痛、眼皮水肿等症状，就会立刻联想到肾病甚至尿毒症，很多时候，虽然症状并不严重，却因为自己过于焦虑加重了症状。所以，面对已经出现的种种症状，我们要做的就是在保养肾脏的基础上，避免过于焦虑。下面两招，有助于改善"焦虑症状"。

第一招 芳香疗法

天然的芳香气味可以让人心胸开阔，能够有效缓解精神紧张，从而达到安神养肾的目的。

提到芳香疗法，很多人会想起精油或者熏香。但是目前市面上精油、熏香的品质不一，加之对大多数人来说，精油和熏香还比较陌生，如果操作不当，很容易导致灼伤或者引发火灾，所以我们应尽量用天然的香味来代替熏香。

　　不少人都知道，洋甘菊、柑橘精油有安神的作用，而且可以用于香熏或者泡澡。其实，我们把柚子皮或者橘子皮放在屋里，同样可以起到安神的效果。除此之外，还可以用橘子皮或者柚子皮以及柑橘类植物的叶子熬水洗澡，同样具有安神的效果。又或是根据自己的情况，用菊花或艾草等中草药进行泡澡。值得注意的是，使用植物或者草药熬水泡澡之前，一定要保证植物没有农药残留，并且要确认自己对泡澡的所有成分都不会过敏。在保证安全的前提下，我们可根据季节的变化，添加不同的草药，例如在夏天添加薄荷、冬天添加当归等。

❤温馨提醒

　　肺功能不全以及心脑血管疾病患者尽量不要泡澡，避免引发危险。

第一章
第二章
第三章
第四章
第五章
第六章
第七章

第二招 音乐疗法

　　很多人都有这样的体验，在心情过于激动或者悲伤的时候，听听自己喜欢的音乐，就会感觉舒服很多。这是因为音乐会对全身脏器产生一定的影响，动听的音乐不但可以为我们提神，而且可以让虚弱的肾脏"强大"起来，所以，音乐是安神养心的利器。

第六章　病由心生，好情绪有助肾健康

　　选择音乐的时候，没有统一的标准。在保证节奏舒缓、内容平和健康的基础上，选择自己喜欢的音乐即可。

除了上述方法之外，避免过于焦虑的方法还有很多，我们应该根据自己的实际条件和具体爱好来选择适合自己的调节方法。

合理宣泄不良情绪

不良情绪会伤肾，所以我们一定要学会合理宣泄不良情绪。电视或电影里经常会有这样的镜头：某人因情绪不佳，便跑到旷野、海边、山上无拘无束地喊叫。这就是发泄不良情绪的途径之一。

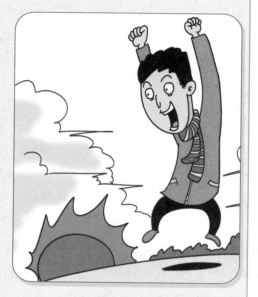

所以，当我们有不良情绪时，也要学会通过简单的宣泄渠道痛痛快快地表达出来，或将不良情绪通过别的途径与方式宣泄出来。如在适当的场合哭一场、痛快地喊一回、向亲朋好友倾诉、做做运动等，都是不错的宣泄方法。

但是，我们一定要明确，宣泄情绪不同于放纵自己的情感，不同于任性和胡闹。如果不分时间、场合、地点而随意宣泄自己的不良情绪，既不能调节消极的情绪，还会造成不良的后果。

这些都是实用有效的方法，如果你在生活中产生了不良的情绪，不妨试一试。

调整生活环境

生活环境包括两个方面，即客观环境和情感环境。

客观环境，也就是说居住的环境，肾脏患者的居住环境要尽量保持清洁干爽，阳光充足，从而达到生发肾阳、补充肾气的目的，同时要在符合自己审美观的前提下，使房屋内的颜色搭配尽量鲜艳一点，这样才能鼓动肾气，达到保养肾脏的目的。

情感环境，一方面要求患者要保持良好情绪，与家人及周围亲戚朋友的关系融洽。另一方面，就是患者身边的人合理地"忽视"患者的病情，试想，如果家庭成员、亲戚朋友天天问"病怎么样了"，或者感慨"年纪不大怎么得了肾脏疾病啊"等，虽然是好意，时间久了却会给患者造成极大的心理负担，反而不利于身体康复。

积极的信念有助健肾

养肾不仅是让肾脏在生理上保持健康，它更深的含义是让人体具有精气神，也就是对人体精气神的保留和提升。

随着社会的进步以及人们对自身健康关注度的提高，越来越多的人开始主动走进医院，对肾脏进行检查。

但是事实上，大多数人的肾脏往往会存在各种各样的问题，之所以会这样，主要是由肾脏的生理特性所决定的，因为肾脏每天都要处理大量的人体代谢产物，同时还要为人类的生命活动提供精气，其负荷之重可想而知。

绝大多数人在面对自己的肾脏问题的时候，往往先是惊讶，然后垂头丧气。而这种低落的情绪对患者来说，无疑是心理和生理的双重折磨，严重的时候因为病情得不到缓解而轻生的患者也为数不少。

面对肾脏疾病，我们应该在治疗方式上重视它，但是要在精神上蔑视它，多走出家门，参加有益的社会活动和体育锻炼，让自己心胸变得开阔，同时坚定自己战胜病魔的信念，这样时间久了，必然有助于促进疾病的康复。

第一章
第二章
第三章
第四章
第五章
第六章
第七章

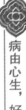
第六章 病由心生，好情绪有助肾健康

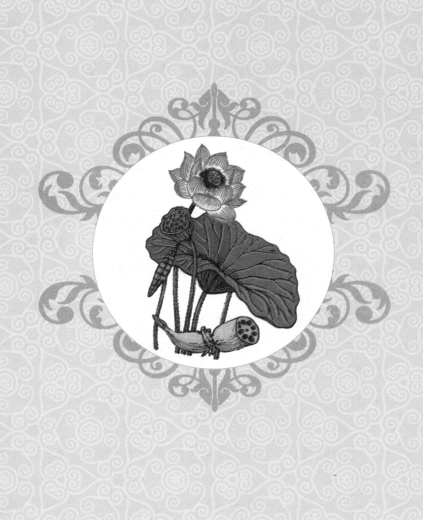

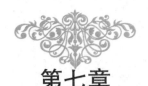

第七章

细节决定健康，生活中的养肾学问

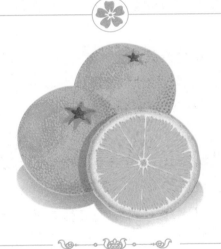

　　生活习惯与肾的健康关系十分密切，看似非常小的细节都能影响肾脏的健康。所以，养肾护肾要从点点滴滴做起。提高防患意识，学会生活中常用的养肾小常识有助于养肾护肾。

生活中常见的伤肾 "杀手"

爱穿露脐装

随着全球气候变暖，人们的着装越来越薄、越来越少，身着露脐装或者露腰装的青年男女也越来越多，这种着装虽然时尚、有个性，却容易导致肾脏受寒。

中医学中有"脐为五脏六腑之本，元气归藏之根"之说。神阙穴，也就是肚脐，可以说是人体重要的穴位之一。肚脐与五脏六腑相连，也是人体沟通体内外的"门户"。

但是肚脐也是全身最怕着凉的部位之一，我们一定要保护好肚脐，不让它受风寒之邪的入侵。肚脐的保暖不但对男性十分重要，对女性也十分重要，尤其是未生育的年轻女性，肚脐受凉，往往会损害肾阳，让肾脏的血管总是处于收缩状态，盆腔血管收缩，导致月经不畅，时间久了还会引起痛经、经期延长、月经不调等，严重的还会导致不孕不育。

男性长期穿露脐装、低腰裤等，还会让腰部受寒，致使肾气受损，肾气轻度受损，会出现怕冷、无力、大便稀薄等症状，严重的还会危及人体的胃肠功能，出现呕吐、腹痛、腹泻等胃肠道疾病。

即使是在炎炎夏日，也不要轻易穿露脐装。因为在炎热的夏日里，人体的皮肤和毛细血管都处于一种相当弛缓舒张的状态，尤其是进入夜间或睡眠后，整个机体包括肾脏基本处于"无设防"状态，风邪入侵肾脏便可"长驱直入"。

露脐装虽然时尚、有个性，但容易损害人体健康。为了肾脏的健康，我们在着装的时候，一定要注意保护好腰腹部，以免让肾脏受寒。

🪭 经常憋尿

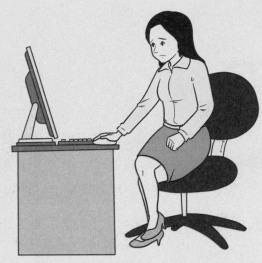

在日常生活中，很多人一旦忙起来，或是因乘车、外出不方便上厕所，都会面临憋尿的情况。憋尿看似是个小事，其实这对身体健康危害很大。《素问·灵兰秘典论》中说："膀胱者，州都之官，津液藏焉，气化则能出矣。"意思就是说，膀胱是储藏以及排泄尿液的器官，只有膀胱正常开阖，才能将尿液正常地排泄出去。反过来，如果开阖不正常，尿液排泄不出去，时间久了，就会影响全身气机的运行。

中医认为，肾与膀胱互为表里，长时间憋尿首先会损害膀胱，进而会伤肾。肾是先天之本，肾气受损，必然导致机体健康受损。

除此之外，长时间憋尿还会导致不良情绪的产生，使人精力不集中、工作效率下降，并且伴有烦躁、焦虑、易怒等情绪。憋尿使交感神经兴奋，导致血压升高，甚至诱发心绞痛或心肌梗死。

由此可知，避免憋尿，挽救的不仅是肾脏，还可能是我们的生命。

第一章
第二章
第三章
第四章
第五章
第六章
第七章

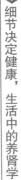

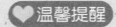 **温馨提醒**

如何缓解憋尿所致的腹部不适

很多人在长时间憋尿之后，会出现各种各样的不适，对于轻微的不适，可以采取以下应对的方法：

● 按摩小腹：憋尿后排尿不畅或者小腹胀痛的患者可以用手掌画圈按摩小腹部，以帮助排尿，缓解疼痛。

● 中药热敷：用小茴香籽150克，香附、干姜各100克，在锅中炒热后，装入布袋中，待温度降到45℃左右，敷于小腹上，每天敷3次，每次30分钟，能缓解憋尿导致的腹部不适或尿频、尿急、排尿不畅等症。

过度劳累

社会竞争日益激烈，无论是脑力劳动者还是体力劳动者都容易存在过度劳累的情况，如果你出现头发无光泽、口干舌燥、面色灰暗、眼周发黑、腰膝酸软等症状，若是还伴有尿频、尿急、晨起腹泻，女性伴有月经不调、小腹胀痛等症状的时候，这说明你已经因为过度劳累导致肾虚了。

按照中医的传统理论，肾是先天之本，肾气旺盛充足，身体就健康；反之，各种疾病就会找上门来。长期过度劳累，加之精神压力大，就更容易伤肾，造成肾亏。

现代社会中，很多白领经常在电脑前久坐，一整天不活动，或长期在空气不流通的房间办公，这些都会造成免疫力低下，导致肾脏受损的现象。除了出现下肢水肿、尿频、尿急等症状外，还会出现感冒或泌尿系统感染、皮肤感染等疾病。此时，患者应该及时去医院检查，在医生的指导下保养肾脏。

为了保证肾脏的健康，我们应该尽量保持办公室空气流通，保证充足的睡眠，多喝水，增加户外运动。

暴饮暴食

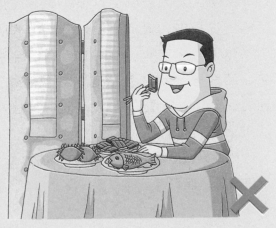

现代人生活饮食不规律，容易暴饮暴食，但暴饮暴食无疑会增加机体的负担，也会增加肾脏的负担。暴饮暴食时吃下的食物会在短时间内促进消化液的大量分泌，明显加重附属消化器官的负担。人们吃下过量的、超出人体正常需要的食物，最终都会产生大量的代谢产物，这些代谢产物大多经过肾脏排出体外，饮食无度无疑会增加肾脏的负担。已经患有肾脏疾病的人暴饮暴食更容易使病情反复。

滥用药物

在实际生活中，很多人一旦出现身体不适，就自行服用一些对症药物，如果经常这样做，肾脏将不堪重负，最终导致肾脏受到损伤。

肾脏承担着维护人体内环境稳定、排泄多余的水分和代谢产物的重任，绝大多数的药物的代谢和排泄都要依靠肾脏进行。也就是说，药物本身和药物的代谢产物等都会影响肾脏的代谢。因此，长期反复用药必然会引发肾脏损伤。

有些人认为，服用西药会造成肾损伤，服用中药则不会，其实不然，俗话说"是药三分毒"，长期过量滥用中药或者中成药，也容易造成肾脏的损伤。

药物减肥

现在很多爱美的女性为了使身材变得更加苗条、动人，往往会

第一章
第二章
第三章
第四章
第五章
第六章
第七章

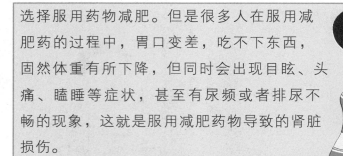

选择服用药物减肥。但是很多人在服用减肥药的过程中，胃口变差，吃不下东西，固然体重有所下降，但同时会出现目眩、头痛、瞌睡等症状，甚至有尿频或者排尿不畅的现象，这就是服用减肥药物导致的肾脏损伤。

因此，减肥需谨慎！滥用减肥药物，不仅伤肾，而且有可能丧命！

滥用补品

生活中的大部分人尤其是中老年人，在出现身体乏力、腰膝酸软等症状的时候，往往会不分青红皂白，将这些症状产生的原因统统归结为"肾虚"，然后就开始频繁地服用一些燥热类药物进行补肾。殊不知，很多时候，胡乱补肾的效果还不如清清静静睡个安稳觉，或者清心寡欲、放空心神。加之"是药三分毒"，胡乱补肾，往往容易伤及心脏——轻则口干舌燥、脸色红赤、鼻子出血，重则出现血压升高、大便干燥、失眠多梦等，严重的还会导致中风，危及生命。

若是出现不适症状，而且怀疑自己肾虚的时候，一定要先咨询医生之后再服用补品。熬夜或者"狂欢"引起的轻度肾虚，若没有器质性病变或者感染，那就不妨把手头工作和自己的欲望都放在一边，清淡饮食，规律作息以调整身心，这样往往比乱吃补肾药物更加实惠、安全、有效。

电磁辐射

随着科技的发展，生活中的电子产品种类越来越多，这些产品与我们的生活、工作关系密切，我们难以避免地会接触电磁辐射，因此，这些电子产品所产生的电磁辐射对人体健康，尤其是对肾脏健康的影响已经越来越受到人们的重视。电磁辐射对肾脏的影响主要表现为男子精子质量降低、自然流产和胎儿畸形的发生率上升。

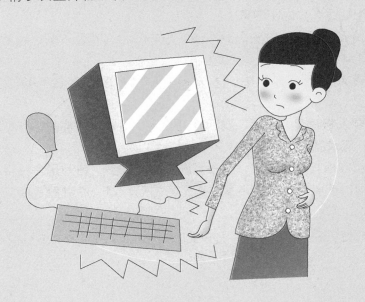

为了减少电磁辐射对肾脏的危害，我们在日常生活中，应该尽量远离电子产品，除此之外，家中的不同电器（像电脑、电视、冰箱等）不要集中摆放。另外，老人、儿童、孕妇等抵抗力低下、对电磁辐射敏感的人群应穿上防辐射服，防患于未然。

🪭 装修材料

随着人们健康意识的提高，越来越多的人知道装修工业材料会对人体造成危害，但是很多人只知道装修材料会对人体的呼吸循环系统造成危害，却不知道装修材料也会对肾脏造成危害。

装修材料会对肾脏造成危害的原因是，毒素会通过循环系统侵害肾脏，更重要的是，排泄这些毒素的任务都要靠肾脏来完成。所以，装修材料对肾脏造成的危害较大。

第一章
第二章
第三章
第四章
第五章
第六章
第七章

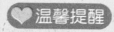温馨提醒

装修污染的表现

一般来说，新装修的居所应该过一段时间再住，如果你遭遇下面这些现象的话，就说明你家存在装修污染了。

● 待在房间内时间一久就感到胸闷、恶心、呼吸不畅，甚至头晕目眩。

● 家人的抵抗力下降，大人容易感冒，小孩儿特别爱咳嗽、打喷嚏。

● 家人常有皮肤瘙痒、发红等现象，而且是集体性的，离开这个环境后，症状就有明显好转。

● 室内植物不易成活，叶子容易发黄、枯萎，特别是一些生命力强的植物也难以正常生长；家养的宠物如猫、狗、热带鱼等莫名其妙地死掉。

生活中常用的保肾小常识

 ## 减少性生活，避免损耗元精

孔子曰："食色，性也。"适度的性生活，有利于人体的健康以及肾脏的保养，但是无论男女，性生活过早或过度，并不是一件好事，都会对肾脏造成伤害。因此，历代养生学家一直强调人一定要理性，能控制自己的身体，也要控制住自己的情欲，否则就会因为欲念而耗散了人体的精气，丧失真阳元气。

之所以要节制性生活，是因为人的精气是有限的，过度的性生活会导致肾精的耗损，也许在短时间内难以感觉到身体的变化，而一旦发病，就会出现严重的后果，更为严重的是，很多人由于性

生活过度出现遗精、滑精、腰酸腿软、头晕、尿频尿急、房事无力、阳痿、早泄等肾虚症状的时候，还会选择一些速效壮阳药，这不仅对身体无益，而且会加速消耗元气。

 ## 避免过度劳累

众所周知，人们之所以能够精力充沛地工作，有依赖于肾阳的支

第一章
第二章
第三章
第四章
第五章
第六章
第七章

 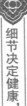

撑，如果长期劳累过度，体力和脑力严重透支，与此同时又不能得到及时的休息，必然会导致肾阳亏损，肾气不足，久而久之必然会出现各种各样的症状。

过度劳累时为了继续工作，人们往往会饮用咖啡、功能饮料来提神，有些男同志还会通过吸烟来提神，这样就进一步加重了对肾脏的损伤。

拍拍打打也能健肾

大家对于吃补药、运动等补肾方法比较熟悉，但是大家也许不知道，拍拍打打也能健肾。拍打健肾不但操作简单，而且十分有效。

拍打健肾主要的方式就是拍打小腿内侧和腘窝，这种拍打方式不但安全，而且可以疏通下肢血管，有效缓解下肢水肿的状况，从而达到保养肾脏的目的。

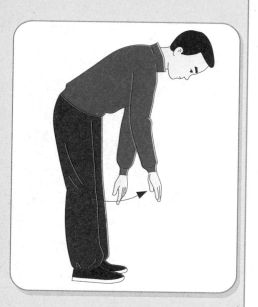

不过，现在网络有流言认为拍打保健时一定要将拍打部位拍得紫红，其实根本没有必要，过度拍打不但会对患者皮肤造成伤害，而且还会因为毛孔开放，导致寒邪入体，损害身体健康。

肾虚患者扭扭腰

保养肾脏、缓解肾虚有一个简单的方法：那就是扭腰功。扭腰功因其简便易学，收效迅速，且不受场地、时间的限制，在家里、办公室或旅途中都可以练习，所以现在练习的人很多。扭腰功的主要锻炼与活动区域是身体的腰胯部分，坚持锻炼会加快腹部及盆腔的血液循环，对生殖系统、泌尿系统的疾病疗效较好，如前列腺炎、膀胱炎和妇科疾病等。

练习扭腰功可以明显增强肾功能，这就意味着增强了精力、性功能、记忆力、骨骼，减少脱发以及面部黑斑和皱纹。同时，扭腰功的动作对腰、胯、臀、腹部这些容易积累赘肉的部位有十分明显的减脂效果。

扭腰功的效果如此明显，那么应该如何练习呢？

可以分为以下几个步骤：

●站立，双脚分开与肩同宽，身体略微前倾；双脚脚趾紧紧向下抓住地面。

●双手叉腰，掌心朝内护住丹田处（肚脐下方），双肘自然弯曲，双手固定不动。

●以髋部为支点，两胯带动腰部向左做环形扭动，经身体左侧、后方，最后从右侧返回，按此方向转20圈；转圈时双肘和双手固定不动。

●以同样的姿势反方向转动20圈；如此反复变换方向转动。

在整个练功过程中，嘴巴要微张，与鼻孔一同呼吸，不可紧闭。扭腰功虽然看似简单，但只要坚持练习，必然可以有效保养肾脏。

注意个人卫生习惯

很多疾病，尤其是很多细菌性泌尿系疾病都是由于个人不良卫生习惯所致的，因此，在平时，我们要注意个人卫生，贴身衣物最好放在阳光下晾晒，同时还要注意，不要跟家中宠物接触过于亲密，以免

第一章
第二章
第三章
第四章
第五章
第六章
第七章

传染疾病。

 ## 经常检查身体

由于肾脏疾病起病具有隐匿性，肾脏疾病初期往往没有明显的症状，等到出现明显症状的时候，往往已经到了十分严重的地步，正是因为这个原因，我们应该经常检查身体，以免耽误病情。

不可扛着病不治

很多人或者出于对自己身体素质的自信，或者过于迷信某些"理论"，经常在生病的时候，扛着不去医院，又或是自行用各种偏方治疗，殊不知，这已经为自己的肾脏健康埋下了隐患。

人体是一个整体，任何一个脏器受到损伤，都必然引起整体的受损，肾脏这个特殊而且重要的器官更是如此，有病扛着不去医院，即使症状消失了，但是肾气也已经被消耗了很多，长此以往，必然严重损害肾脏健康。

保养五脏的好处

　　五脏是人体生命的核心，也是人体这一"精密机器"平稳正常运转的基础，那么，保养五脏具体有什么样的好处呢？

保养好心脏，神志清明，面色红润

　　中医学认为，心主血脉。《黄帝内经》中说："血者，神气也。"所以，只有心的血气充足，人才能神志清明，思维敏捷，而这也能解释为什么在现实生活中，心脏疾病和脑部疾病往往并行发作，而且心脏疾病患者往往会出现精神衰弱、记忆力下降，甚至言语错乱、神志癫狂的症状。

　　心脏的健康与否往往可以从人的面色看出来，如果心气旺盛，则面色白里透红；如果心气衰弱，则会出现面色苍白萎黄，同时还伴有全身无力的现象；如果心火上亢，则往往会出现面色红赤，甚至还有全身发热、神志不清的现象。

保养好脾脏，气血充盈，不水肿

　　在中医学中，脾脏被人称为"后天之本"。脾脏在人体中主要的作用就是运化水谷精微，也就是将食物转化为人体所需要的营养，并将这些营养散播和输送到人体的各个部位，为五脏的正常运转提供足够的营养。如果脾脏运化失常，就会出现腹胀、腹泻、食欲缺乏、疲倦、面黄肌瘦等现象。

　　日常生活中，不少人尤其是长期做案头工作的女性朋友往往会出现水肿的现象，她们为了避免水肿往往会大量服用咖啡、茶，甚至利尿剂。殊不知，水肿的根本原因是脾脏虚弱，正如《黄帝内

第一章
第二章
第三章
第四章
第五章
第六章
第七章

附录
保养五脏的好处

经》中说的那样，诸湿肿满，皆属于脾。只有脾脏健运，才能从根本上解决水肿问题。

保养好肝脏，生活快乐，不贫血

日常生活中，当我们生气的时候，往往会说"气得肝儿疼"。由此可见，情志不畅，往往会导致肝气不畅，而肝气不畅又会进一步导致血流不畅，以至于情志更加不稳定，所以只有保养好肝脏，才能保证肝气正常运行。肝气运行正常，人才能精神焕发，心情舒畅。

在中医学中，肝还有一个别名——"血海"，顾名思义，也就是藏纳人体血液的地方。如果肝脏不够健康，往往会导致血液不足。因此，患有肝病的人往往伴有贫血的症状，在剧烈运动的时候会出现面色苍白的现象。所以，想要彻底解决贫血问题，保养好肝脏是一个重要环节。

保养好肾脏，得"益"一生

肾脏在中医学中被称为"先天之本"，肾脏的健康决定着人一生的健康和幸福。

提起保养肾脏，很多人会误以为这是成年男子的"专利"。其实不然，无论男女，人的一生各个阶段，都要注意对肾脏进行保养。

在婴幼儿时期，如果家长不注意保养孩子的肾脏，往往导致孩子的身体和智力发育迟缓，季节稍有变化就会生病。

少年和成年时不注意保养肾脏，往往导致尿频尿急、夜间尿床的现象，严重影响工作、生活和心理健康。妇女肾虚还会导致更年期提前。

老年肾虚，往往会加重阿尔茨海默病（旧称老年性痴呆）和导致骨骼和五官疾病。

保养好肺脏，呼吸顺畅，皮肤好

在中医学中，肺主气。肺的功能正常，人体才能把自然界中的新鲜空气吸入体内，同时将体内的废气排出，以此保证新陈代谢的正常进行，同时为五脏之气的生发和运转提供基础。肺脏一旦停止活动，人的生命活动也就终结了。

因为皮毛生发于肺，只有肺脏健康，皮肤才能健康。肺脏如果不健康，就会出现毛孔粗大、皮肤油腻等症状。更重要的是，如果肺脏受到损伤，往往会导致人体的抵抗力下降。只有肺脏健康，才能皮肤好，寿命长。

人体的五脏就像五行一样，相生相克，相侮相乘，只有保养好五脏，人体才能健康，我们的生活才能幸福、快乐。

第一章
第二章
第三章
第四章
第五章
第六章
第七章

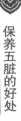

附 录

保养五脏的好处

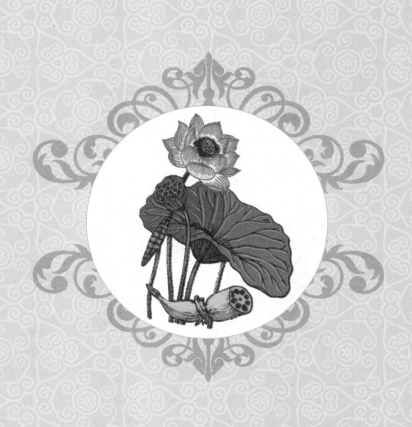